Bibliothèque des Connaissances médicales
DIRIGÉE PAR LE DOCTEUR APERT

HENRI VERGER

Professeur de Médecine légale à l'Université de Bordeaux
Médecin des hôpitaux

L'évolution des idées médicales

sur la

responsabilité des délinquants

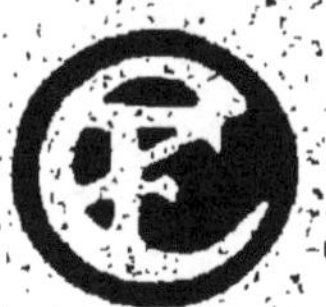

PARIS

ERNEST FLAMMARION, ÉDITEUR

26, RUE RACINE, 26

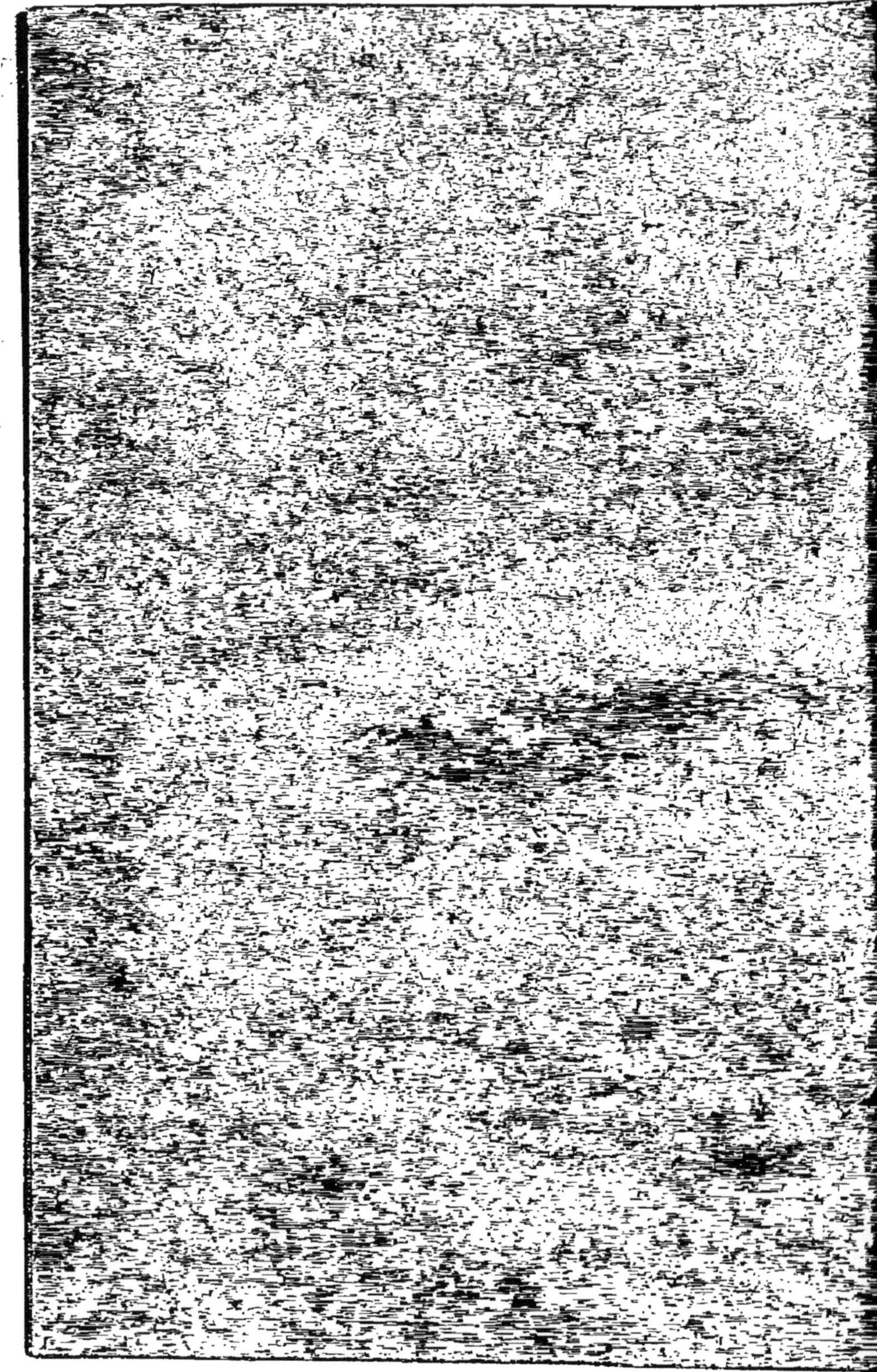

L'évolution des idées médicales

sur la

responsabilité des délinquants

HENRI VERGER

PROFESSEUR DE MÉDECINE LÉGALE A L'UNIVERSITÉ DE BORDEAUX
MÉDECIN DES HÔPITAUX

L'évolution des idées médicales

sur la

RESPONSABILITÉ DES DÉLINQUANTS

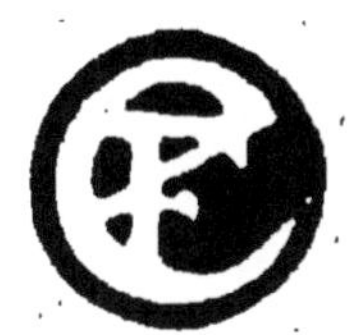

PARIS

ERNEST FLAMMARION, ÉDITEUR

26, RUE RACINE, 26

—

1923

AVANT-PROPOS

Ce livre renferme la substance d'un cours public qui a été fait à la Faculté de médecine de l'Université de Bordeaux pendant l'hiver 1921-22. C'est dire qu'il s'agissait de leçons destinées au grand public, et de fait elles ont été suivies par des personnes appartenant en majeure partie aux milieux extra-médicaux, plus particulièrement au milieu juridique.

L'attention et l'intérêt dont ces auditeurs girondins ont fait preuve à l'égard de questions d'une portée sociale aussi haute, ne pouvaient que m'encourager à publier ces leçons en leur gardant autant que possible la forme didactique, et leur allure de vulgarisation. Je n'aurais pu mener cette tâche à bien sans le précieux concours de mon ami le Dr Hesnard, professeur à l'Ecole de médecine navale, qui a bien voulu les recueillir à l'amphithéâtre et m'aider dans leur rédaction définitive. Je lui en adresse ici l'expression de ma vive reconnaissance.

Bordeaux, le 10 août 1922.

H. V.

L'évolution des idées médicales
sur la
responsabilité des délinquants

PREMIÈRE LEÇON

LA NOTION DE RESPONSABILITÉ
MÉDICO-LÉGALE

La thèse métaphysique et la thèse positive en matière de
responsabilité. — Principes positifs de la liberté
pratique et de la prévisibilité des actes morbides. —
Délimitation du domaine médico-légal; tendance
physiologique (Grasset); tendance proprement médico-
légale (G. Ballet). — Méthode et plan d'étude.

En bonne logique une étude de la responsabilité doit commencer par une définition aussi
exacte que possible de ce terme fort répandu
puisqu'il est employé à chaque instant dans le
langage courant, mais qui peut aussi sembler
affecter une imprécision singulière du fait que,
suivant les cas, il prend des sens très différents.
En effet, dans un sens très général, être responsable d'un acte, signifie qu'on doit rendre

compte de cet acte et en supporter les conséquences. Mais, d'une part, l'autorité à laquelle on doit rendre compte, vis-à-vis de laquelle on est responsable, varie suivant que le terme est employé par un théologien, un philosophe, un juriste, et d'autre part, dès qu'on veut entrer plus avant dans l'étude du concept on s'aperçoit vite que les critères employés par les uns et les autres sont tout aussi variables.

Sans nous attarder à discuter des différentes notions incluses dans les termes de responsabilité morale, juridique ou sociale, prenant, au moins provisoirement, le mot dans son acception la plus générale et nous souvenant que nous allons faire une étude proprement médico-légale et pratique, nous dirons donc que nous nous proposons dans ce qui va suivre de rechercher les conditions dans lesquelles, aux yeux du médecin, les hommes peuvent être appelés à rendre compte à la justice des actes qualifiés crimes ou délits, ou plutôt des conditions inverses dans lesquelles cette responsabilité médico-légale peut disparaître de façon plus ou moins complète.

C'est dire que pour nous l'homme normal et responsable sera défini de manière en quelque sorte négative, par la seule absence des caractères par lesquels nous serons amenés à définir l'irresponsabilité.

Cette manière de voir toute positive et expérimentale dans son principe, si elle doit facilement être acceptée des hommes de science en général, et en particulier des médecins accoutumés à baser leurs opinions sur des données purement pratiques, peut cependant paraître au premier abord singulière à ceux qui subordonnent le problème de la responsabilité à la solution préalable de la question métaphysique de la liberté et du déterminisme. Et avant d'aller plus loin, il est nécessaire de nous expliquer sur ce point.

En effet, deux thèses philosophiques s'opposent nettement l'une à l'autre. Pour les uns l'homme est intrinsèquement libre de choisir entre les diverses sollicitations qu'il éprouve à agir; il reste donc réellement responsable du sens de ses actions qui ainsi lui appartiennent en propre. Mais en philosophie la thèse suscite toujours l'antithèse, et contre les partisans du libre arbitre se dressent ceux du déterminisme. Pour eux l'homme est nécessairement déterminé dans les actes qu'il accomplit par des conditions antérieures, à la manière des actions du monde physique où règne dans toute sa rigueur le principe du déterminisme scientifique. Et dès lors il ne saurait être tenu pour responsable de faits qui, s'ils émanent bien de sa personne, n'en ont pas moins un caractère de nécessité exclusif de toute responsabilité.

On voit que la thèse du libre arbitre justifie les législations pénales actuelles, tandis que la thèse adverse du déterminisme, si on voulait la faire passer dans la pratique, les rendrait totalement ineptes, dénuées de sens et, par surcroît, odieuses. L'école criminologique italienne dont les théories soutenues par Lombroso, Ferri et Garofalo à la fin du siècle dernier ont beaucoup frappé les esprits de toute une génération, s'avérait déterministe à outrance; elle supprimait radicalement la question de la responsabilité en posant en principe l'irresponsabilité des criminels, et en conséquence aboutissait à l'idée d'un bouleversement profond des traditions en matière pénale.

Nous avons deux raisons de ne point suivre les philosophes dans cette discussion de principes *a priori*. La première se tire de la nécessité où nous serions de prendre dès l'abord une position insoutenable avec les seuls arguments scientifiques qui sont de mise dans une étude médico-légale. Nous voyons en effet que la querelle se poursuit depuis longtemps sans jamais aboutir à des résultats patents, que les arguments de part et d'autre n'ont jamais la force suffisante pour convaincre pleinement les adversaires, et qu'en fin de compte les opinions en cette matière sont affaire de croyance plutôt que de connaissance. Hors du sentiment dont nous n'avons que faire, la question apparaît insoluble.

La seconde raison bien plus péremptoire encore à notre sens, est l'inutilité certaine de prendre par avance une position dogmatique susceptible de devenir gênante par la suite. Et ceci tout simplement parce que, d'ores et déjà, nous avons des bases positives et expérimentales sur lesquelles il nous est possible en dehors de toute doctrine préconçue d'asseoir les premières données de notre étude.

D'un point de vue positif, en effet, la connaissance vulgaire et mieux encore l'observation scientifique, nous mettent en présence d'une distinction fondamentale qui établit dans l'humanité deux catégories bien différentes.

La plupart des hommes, ceux que nous appelons les normaux et dont bien peu à la vérité sont teintés de philosophie, se croient fermement libres de choisir par eux-mêmes entre les diverses voies qui s'offrent à leur activité. Ils en donnent comme preuve, quand ils sont du moins suffisamment cultivés, le fait qu'ils peuvent énoncer et apprécier les motifs de leurs actes. Et, d'un autre côté, la vie courante se charge de nous montrer à chaque instant que les actes du prochain ne sont que bien peu et même pas du tout prévisibles. On risque fort de se tromper en voulant jouer au prophète, et en prétendant connaître par avance la conduite d'un homme donné mis en présence de circonstances déterminées.

Qu'est-ce à dire sinon qu'il existe bien une liberté pratique que nous sommes obligés d'admettre pragmatiquement, à la manière de W. James, par ce que tout se passe en définitive comme si nous étions libres, que nous en avons la conviction et qu'au demeurant c'est encore là l'attitude la plus avantageuse pour nous. Comme l'a dit Fouillée : « Qu'importe que l'homme soit libre, s'il croit l'être? Du fait qu'il se croit libre, il agit comme s'il l'était en réalité ». Nous avons ainsi une première catégorie, celle des hommes normaux qui en dehors de toute controverse métaphysique, sont pratiquement libres et responsables, et dont les actes sont imprévisibles en thèse générale.

A côté voici une deuxième catégorie beaucoup plus restreinte dont, au contraire, les actes sont prévisibles sinon dans tous leurs détails, au moins dans leur sens général. Le vulgaire les nomme « les fous » et chez lui la prévisibilité se traduit d'une façon à la vérité vague et confuse par une instinctive méfiance des méfaits possibles.

Pour les médecins dont les connaissances ont naturellement une précision plus grande, ce vaste groupe des aliénés comprend un grand nombre de sujets atteints d'affections disparates et souvent assez éloignées de l'idée que se font de la folie les gens du monde, mais qui ont un caractère distinctif commun : les actes des aliénés, leur manière de se comporter dans la vie, apparaissent comme des conséquences nécessaires, stéréotypées d'avance, si on peut dire, de leur état morbide. Bien plus, l'observation scientifique et le bon sens populaire se trouvent d'accord pour reconnaître dans ces conditions que les moyens d'intimidation et de répression de la loi pénale sont inopérants et même odieux, si on veut les appliquer aux aliénés.

C'est cette donnée commune et très générale, déjà implicitement admise par toutes les législations, qui a conduit les rédacteurs de notre Code pénal après les théoriciens du droit pénal des siècles précédents, à une conception essentiellement pratique et positive de la responsabilité des délinquants. Elle consiste à limiter le domaine de la justice répressive aux seuls délinquants du premier groupe, laissant en dehors tous ceux qu'un état morbide prive de ce que nous avons appelé la liberté pratique.

Au xviiᵉ siècle Zacchias, le père de la médecine légale, écrivait l'aphorisme célèbre : *Furientes non puniuntur de iis quae tempore furoris patrarunt, quia tales voluntate carent;* et le grand jurisconsulte Muyart de Vouglans disait de même en parlant des insensés, des animaux et des somnambules : « Etant privés de l'usage de la raison, il y a lieu de les exempter de peine ». Ainsi se formait la doctrine juridique qui définit le délit punissable par deux éléments indissolublement liés et également nécessaires : le fait matériel et la volonté délictueuse.

L'article 64 du Code pénal de 1810 ne fait que consacrer la doctrine. Il est ainsi conçu : « Il n'y a ni crime ni délit lorsque le prévenu était en état de démence au temps de l'action, ou lorsqu'il a été contraint par une force à laquelle il n'a pu résister ».

Texte fondamental qui, en rejetant hors du domaine de la justice répressive ceux qu'il dénomme les déments, nous indique du même coup le caractère et la portée, si on peut dire, du domaine restant dans la délinquance, reste qui constitue proprement le domaine médico-légal. Mais fort justement le législateur emploie un terme très vague et d'extension imprécise. Eu égard à ceux qui l'ont écrit, le terme « démence » de l'article 64 est pris dans son sens vulgaire et général de « trouble morbide des fonctions psychiques ». Il définit le domaine médico-légal, mais de façon incomplète car il n'en fixe pas les limites.

La tâche de délimitation et de classification reste, en effet, une tâche proprement médicale, car on ne saurait la concevoir sans des connaissances spéciales approfondies. C'est elle qui nous incombe donc et c'est elle qui fera l'objet de ces leçons.

Mais si la chose pouvait paraître aisée en 1810, il n'en va plus de même aujourd'hui. Même en adoptant la matière simpliste de certains commentateurs du Code pénal, qui font tout simplement de la démence un synonyme juridique du terme médical d'aliénation mentale, on voit que ce chapitre depuis un siècle s'est élargi de façon singulière. Mais la difficulté n'est pas là. Elle provient d'un désaccord fondamental entre les médecins, non pas sur les limites de l'aliénation mentale, mais bien sur le fait de savoir si les limites du domaine médico-légal ne dépassent point celles que le législateur a prétendu lui assigner; si, en d'autres termes, la question de responsabilité ne se pose point pour des délinquants que la médecine moderne considère comme des manières de malades sans pour cela les faire entrer dans le cadre classique des vrais aliénés. Deux tendances divergentes, et en un sens opposées, se sont manifestées au cours de ces dernières années parmi les médecins. Issues toutes deux de données positives et scientifiques elles conduisent à des conséquences pratiques fort différentes et, plus encore que les divergences d'ordre philosophique, elles risquent de jeter le trouble dans les esprits de ceux qui ont le redoutable honneur d'éclairer l'opinion des juges et dans l'esprit des juges eux-mêmes.

La première et la plus ancienne en date peut être qualifiée de « tendance psycho-physiologique ». Basée en effet sur la donnée éminemment physiologique, que la pensée et en général la vie psychique, sont des résultantes du fonctionnement cérébral, elle remet en question tout le problème de la responsabilité au nom de la biologie. Née avec Falret, soutenue longtemps par le regretté maître bordelais que fut Régis, elle a trouvé son plus éloquent protagoniste dans Grasset qui a formulé la doctrine dans un livre célèbre paru en 1907 sous le titre suggestif de : « Demi-fous, demi-responsables ».

Pour Grasset, spiritualiste notoire qui ne craignit point de soutenir une thèse d'apparences bien matérialistes, le pouvoir que possède l'homme de se déterminer, d'exercer sa liberté pratique, doit être considéré comme une fonction du cerveau et plus particulièrement des éléments anatomiques les plus élevés, les neurones corticaux ; la responsabilité étant nécessairement liée à l'intégrité de la fonction d'un point de vue purement médical et biologique, diminue si on peut dire dans la mesure où la fonction s'altère. Et la gamme des altérations fonctionnelles des neurones corticaux comprenant des degrés en nombre infini on voit qu'entre les irresponsables totaux par perte totale de la fonction et les porteurs de neurones à fonctionnement tout à fait normal s'étagent en nombre considérable de demi-responsables par fonctionnement plus ou moins défectueux du cerveau.

Que le point de départ soit physiologiquement incontestable, que le développement de la doctrine soit singulièrement séduisant, c'est ce qui ne fait aucun doute, mais l'application pratique en apparaît difficile et bientôt dangereuse. Car elle élargit au delà de toute limite définie ce que nous avons appelé le domaine médicolégal. Où commence et où finit cette « normalité » des neurones cérébraux qui va servir de mesure à la responsabilité? Est-il un état morbide, même en dehors des maladies bien caractérisées du système nerveux, qui ne retentisse à quelque degré sur le fonctionnement du cerveau? Autant de questions troublantes qui vont se poser à l'esprit du juge ou de l'expert. Et comme il faut tenir compte d'une part de la tendance bien humaine à faire profiter le prévenu du moindre doute, et d'autre part de l'exagération constante des doctrines par des disciples enthousiastes, on saisit la raison qui conduit beaucoup de médecins à élargir démesurément la catégorie des délinquants plus ou moins irresponsables.

Et reproche plus grave, en imposant l'idée du dosage, si on peut dire, des degrés dans la responsabilité, la doctrine ouvre un conflit médico-juridique. Car si à vrai dire la législation sur les circonstances atténuantes a permis aux juges de s'adapter à l'idée de responsabilité limitée, il n'en reste pas moins que l'extension quasi indéfinie de cette dernière ne va pas sans soulever des difficultés et des protestations dont on ne peut pas ne pas tenir compte.

Aussi bien, l'autre tendance médicale qu'on peut qualifier de proprement médico-légale apparaît-elle comme une réaction contre les excès de la précédente. Celle-ci élargissait le domaine médico-légal jusqu'aux extrêmes limites de la biologie; avec Gilbert Ballet et Dedieu-Anglade, celle-là prétend le rétrécir et le contenir dans les confins de la médecine pratique. En effet, prenant peut-être trop à la lettre le texte de l'article 64, ces auteurs veulent limiter la mission de l'expert à la seule détermination des états morbides susceptibles d'entrer dans le cadre de la démence prise au sens du législateur. Ce n'est point au médecin, dit à peu près Gilbert Ballet, à trancher la question de responsabilité qui n'est point de son ressort; il n'a qu'à poser un diagnostic. Et Dedieu-Anglade ajoute un critère pratique et d'application facile; pour lui appartiennent seuls à la catégorie établie par l'article 64, les malades mentaux qui sont médicalement justiciables de l'internement dans un asile.

En fait, les tenants de ces deux opinions se trouvent d'accord pour la détermination du groupe des délinquants complètement irresponsables. Leur désaccord devient aigu sur la question de savoir s'il convient d'admettre des degrés dans la responsabilité d'un nombre plus ou moins grand d'autres délinquants non déments mais cependant atteints à quelque degré de troubles psychiques. Comme la discussion ne saurait rester entièrement théorique et que les conséquences pratiques seront fort différentes suivant que les experts et après eux les juges

adopteront l'une ou l'autre attitude, il semble-
rait au premier abord nécessaire de trancher
cette question préalable et de prendre franchement parti dans la querelle.

Mais ce faisant il nous faudrait commencer
par poser des sortes de principes *a priori* d'où
nous devrions ensuite faire écouler par voie
déductive toutes les particularités d'application.
Pareille manière qui est celle de beaucoup d'ex-
cellents auteurs ne laisse point de revêtir des
allures plus philosophiques, que scientifiques si
vraiment la science médicale doit être avant
tout inductive. Ce ne sera donc pas la nôtre.

Nous devons nous tenir étroitement à un
point de vue expérimental, c'est-à-dire faire sortir
les principes de l'observation et de la comparaison des faits particuliers, tels qu'ils nous sont
donnés par l'expérience. Et parce que nous
entendons bien faire cette étude en médecins,
c'est-à-dire en gens pratiques par profession,
nous devons aussi prendre une attitude pragma-
tique; ce qui veut dire que nous devrons toujours
confronter nos données proprement biologiques
avec leurs conséquences sociales pour tenir
compte à la fois des unes et des autres dans l'élaboration des règles de notre conduite pratique.

Pour remplir ce programme nous allons donc étudier les faits de délinquance, en les classant par catégories successives, en partant de ceux où l'état morbide constitue sans doute possible, l'élément causal de l'action délictueuse et où par suite l'irresponsabilité est évidente même pour les non-initiés, pour aboutir à ceux où l'action de l'état morbide est de plus en plus discutable. Nous verrons ainsi jusqu'à quel point on peut admettre médicalement des degrés dans la responsabilité et nous rechercherons les critères expérimentaux de cette responsabilité pratique.

Le seul principe que nous devons accepter présentement pour guide découle naturellement de ce que nous avons dit touchant la délimitation de deux domaines de la pénalité et de la médecine. Nous allons chercher la maladie chez les délinquants et tenter au point de vue de la délinquance une solution au moins partielle du difficile problème qui consiste à en fixer les frontières.

DEUXIÈME LEÇON

LA DÉMENCE PROTOTYPE DE L'IRRESPONSABILITÉ

La démence en général; son schéma psycho-physiologique et les deux phases positive et négative de son évolution médico-légale. — Exemples de délinquance de déments : vol à l'étalage, outrage public à la pudeur, grivèlerie, meurtre, délits militaires. — Caractères généraux des actes démentiels. — Irresponsabilité absolue et indiscutable des déments.

En médecine mentale le terme de démence a un sens beaucoup plus restreint que dans le langage commun et dans la rédaction de l'article 64 du Code pénal. Pour les médecins il ne s'applique pas à tous les troubles de l'esprit, mais seulement à un état d'affaiblissement global de toutes les fonctions psychiques lié à des lésions destructives des éléments les plus hautement différenciés de l'écorce cérébrale, et présentant une évolution habituellement progressive encore que des rémissions d'une certaine durée soient toujours possibles.

Ainsi comprise la démence peut être l'expression clinique de beaucoup d'états morbides de nature différente : artério-sclérose du cerveau, lésions destructives en foyer ou tumeurs, intoxications prolongées et irrémédiables. Mais les exemples les plus frappants et les plus fréquents nous en sont offerts par la paralysie générale progressive dont les lésions anatomiques sont constituées par une méningo-encéphalite d'origine syphilitique, et par la localisation sur le cortex cérébral de cet état complexe qu'est la sénilité.

La démence paralytique et la démence sénile peuvent nous servir de base avec d'autant plus de raison que justement leur étude présente une véritable profusion d'actes délictueux dont les caractères morbides sautent aux yeux les moins prévenus. Pour bien comprendre ce qui va suivre, rappelons auparavant l'évolution de la démence paralytique. Du point de vue médico-légal elle se fait en deux phases, l'une positive, la seconde négative.

La phase de début est dite positive parce que c'est dans ce temps qui peut durer plusieurs mois que le paralytique général n'offrant encore qu'à un faible degré le trouble de son psychisme qui deviendra évident par la suite, continue à vivre une vie sociale et professionnelle en apparence normale, et commet des actes délictueux justement par défaut d'une surveillance que personne ne songe encore à exercer. On comprend le qualificatif de médico-légale qui a été appliqué à cette période par Legrand du Saule. Il arrive fréquemment que le premier examen médical d'un paralytique général soit pratiqué par un médecin expert.

Plus tard par contre, quand la démence s'est complétée, la phase ou la période d'état comme on dit en médecine devient négative au point de vue médico-légal. Les actes du dément sont tellement absurdes et enfantins qu'ils entraînent une surveillance préventive de l'entourage et les expertises sont exceptionnelles.

On peut se représenter *grosso modo* le mécanisme du déficit psychique démentiel en faisant usage du polygone schématique de Grasset. A la vérité il ne faudrait pas tomber dans l'erreur de certains philosophes qui ont voulu voir dans

cette construction géométrique un essai d'explication scientifique de la pensée, mais nous pouvons la prendre pour ce qu'elle vaut dans l'esprit de son auteur, pour un artifice symbolique
commode qui permet de représenter graphique-
ment des phénomènes fort complexes. Donc le
polygone dont chaque angle représente un centre
d'activité cérébrale et se relie à un point O
supérieur, réalisant ainsi une manière de dièdre
pyramidal, symbolise simplement la division de
la vie psychique en deux catégories de phénomènes. Dans les centres du polygone en rapport avec les organes sensoriels et la motricité
se passent tous les phénomènes de la vie auto-
matique, inconsciente ou subconsciente, qui
sont bien une réalité psychologique indéniable.
Le centre symbolisé par le point O est le centre
de la vie consciente et réfléchie et dans la vie
normale il constitue le régulateur et le contrô-
leur de l'activité des centres polygonaux. Certes
et on l'a assez reproché le centre O n'existe
point comme réalité anatomique ; l'ensemble des
fonctions qu'il symbolise est probablement réparti
si on peut dire dans de nombreux éléments
sans localisation connue, mais à tout le moins
ces fonctions existent et justement la lésion de

la démence se charge d'opérer une dissociation véritable entre elles et les fonctions polygonales.

Tout se passe en effet dans la démence comme si les relations supposées du polygone et du centre O se trouvaient rompues. Les actes polygonaux automatiques, subconscients, irréfléchis, sont exécutés sans frein ni contrôle. Et parmi des actes habituels de la vie professionnelle que le malade continue d'exécuter machinalement et d'une façon quelquefois parfaite par ce que devenus polygonaux par l'habitude, éclate tout à coup, pour ainsi dire, un acte qui peut sembler absurde en ce qu'il détonne violemment avec la personnalité ordinaire du sujet mais qui à l'analyse apparaît simplement comme l'extériorisation d'un processus polygonal, réflexe de pensée incomplète, à qui il a manqué l'action freinatrice du centre O. La plupart du temps il s'agira d'actions absurdes, risibles voire désagréables pour l'entourage, comme un manque de tenue, quelque incongruité d'action ou de langage, mais ne dépassant pas le cycle de la vie privée et familiale. D'autres fois la publicité du lieu suffira à en faire une action d'apparences délictueuses, ou ce sera la nature de l'acte lui-même qui suffira à le qualifier de la sorte.

En voici une série d'exemples concrets empruntés à la période médico-légale de la paralysie générale et particulièrement typiques encore que très divers quant à la gravité sociale des actes délictueux. Tous n'ont pas eu un épilogue juridique à la vérité mais ceci uniquement pour des circonstances spéciales. C'est d'abord un vol à l'étalage bien caractérisé. Un fonctionnaire de 35 ans, homme instruit et cultivé, de bonne éducation, qui depuis quelque temps paraissait un peu bizarre et fatigué à ses chefs hiérarchiques et à sa famille, mais qui continuait néanmoins à remplir ses fonctions, se trouvait accompagner sa femme dans un magasin de comestibles. Pendant que celle-ci est occupée avec la marchande il se met à bourrer ses poches de tout ce qu'il peut prendre au hasard de produits hétéroclites, fruits, légumes, etc. Comme il ne se cachait en aucune façon, après un moment de stupeur bien compréhensible on arrête le cours de ses exploits, on lui fait vider ses poches, ce qu'il fait de bonne grâce en riant et en déclarant « tout cela est très bon ». L'affaire n'eut pas de suites, la dame prévenue par son médecin de la possibilité de pareilles incartades ayant expliqué l'état de maladie de son mari, mais on juge de sa confusion.

Voici maintenant un outrage public à la pudeur commis par une dame de 36 ans, bourgeoise d'excellente éducation, qui avait été placée dans une maison de santé pour de vagues troubles qualifiés neurasthéniques. Se promenant dans le parc avec d'autres pensionnaires, en apparence le plus naturellement du monde, elle se troussa et s'accroupissant au beau milieu d'une allée se mit à uriner au grand scandale des assistants. L'affaire heureusement se passait à huis clos, mais elle eût pu tout aussi bien arriver sur la voie publique. Cette dame était une paralytique générale dont la maladie méconnue venait de se révéler.

De pareils cas sont loin d'être rares. Thoinot a rapporté celui d'une femme rencontrée par des agents, en plein jour sur une voie fréquentée, en train de se gratter paisiblement la cuisse, ses jupes relevées beaucoup plus haut qu'il n'est admis par les règles de la pudeur. En réponse aux justes observations des agents elle accentua son geste en se troussant délibérément jusqu'au nombril. Celle-là fut emmenée au poste. C'était elle aussi une paralytique générale.

Continuons par le délit de grivèlerie. Un

homme de 40 ans n'ayant encore donné aucun signe de dérangement cérébral part un beau jour sans raison de chez lui et arrive à Bordeaux. Là il se met à fréquenter de mauvais lieux, et contracte la blennorragie. Un soir dans un des premiers restaurants de la ville il se fait servir un dîner plantureux et part sans même avoir demandé la note. Revenu le lendemain dans le même établissement et à la même table il se fâche quand le garçon lui réclame le prix de son repas de la veille, jette quelques sous sur la table en parlant de millions et finalement le gérant le fait arrêter. Sa famille qui le cherchait partout vint le prendre à la prison ; le Petit Parquet l'avait fait examiner par un médecin et le diagnostic de paralysie générale ne faisait aucun doute.

Exceptionnellement la délinquance des paralytiques généraux peut revêtir un caractère de gravité qui contraste avec les faits que nous venons de voir. Joffroy a rapporté le cas d'un de ces malades interné dans un asile qui tua d'un coup de couteau son voisin de dortoir et fournit d'un air détaché ce motif inattendu : « que ce voisin ronflait décidément trop fort et l'empêchait de dormir ».

Pour terminer cette liste qui pourrait sans peine devenir trop étendue, citons deux exemples de délinquance militaire. Le premier, délit banal du temps de paix, fut commis par un homme de 33 ans atteint de paralysie générale au début et méconnue. Convoqué pour une période de vingt-huit jours, il reprit le train le soir même de son arrivée et rentra tranquillement chez lui où les gendarmes vinrent le chercher peu après.

Le second est une plus lamentable histoire, celle d'un paralytique général de 36 ans dont les avatars successifs, manifestement dus à son état démentiel, ont duré plus d'un an et entraîné toute la gamme des sanctions disciplinaires. Quelques mois avant la guerre, cet homme, géomètre expert dans une ville du centre, avait préludé par une candidature aux élections législatives, avec un programme qui sentait déjà la démence, et dans des conditions invraisemblables de fantaisie. Il avait du reste, paraît-il, récolté une centaine de voix. Mobilisé à la déclaration de guerre comme adjudant territorial d'infanterie, il avait un beau matin quitté son dépôt en laissant pour le commandant une lettre par laquelle il l'informait « qu'étant mal utilisé, il préférait se retirer chez lui », mais il donnait son adresse pour le cas où on voudrait faire appel à ses « remarquables qualités d'instructeur ». Le commandant en question ne flaira point l'aliénation pourtant évidente de son sous-officier, et lui infligea des arrêts pour inconvenance. Plus tard, après d'autres incartades du même genre, il fut rétrogradé et envoyé au front comme sergent. Placé dans le secteur du Bois-le-Prêtre de sinistre mémoire, il commit maintes extravagances. Dans un poste exposé il donna un jour à ses hommes l'ordre de décharger leurs fusils « de peur des accidents ». Et à chaque instant il faisait des fugues à Nancy où il menait joyeuse vie. Cassé de son grade il fut envoyé dans une section spéciale de répression et là, ayant quitté le travail sans donner aucun motif, comme un sergent lui intimait l'ordre d'y retourner, il commença par reprocher au sous-officier son impolitesse et finit par une bordée d'injures. Je le trouvais inculpé de refus d'obéissance et d'injures à un supérieur, la veille du jour où il devait comparaître devant le Conseil de Guerre. C'est le hasard d'une visite médicale où il était venu pour de vagues maux de tête qui me permit de soupçonner son état morbide. Celui-ci, il faut bien le dire, pouvait passer inaperçu pour des non-initiés et, sans ce hasard qui me permit d'arrêter à temps l'action de la justice militaire, ce malheureux courait le risque d'aller terminer sa carrière aux travaux publics. Il alla à l'asile et ce fut mieux.

Si nous reprenons analytiquement tous ces délits si divers d'apparences, mais tous commis par des déments authentiques, nous allons y retrouver certains caractères communs.

1. Ces délits sont franchement et manifestement absurdes et inexplicables, en ce sens que leurs mobiles échappent à l'observateur et qu'en outre ils détonnent avec le caractère et les habitudes de vie antérieure des sujets. D'un côté ils sont sans rapport apparent et saisissable avec les circonstances dans lesquelles ils se manifestent ou les événements extérieurs ; le vol par exemple n'est motivé ni par un besoin réel, ni par un désir de collectionner, ni par un souci quelconque d'utilité ou de profit. D'un autre côté il y a une discordance évidente entre l'immoralité des actes et la personnalité connue de leurs auteurs. Pour cette raison principalement ils ont un caractère d'insanité qui frappe les yeux des moins prévenus.

2. Les délinquants ne paraissent pas avoir

conscience de la valeur morale des actes incriminés. Le délit intrinsèquement amoral semble bien avoir été conçu sans aucun souci des interdictions légales, de la réputation ou des simples convenances. A ce point de vue la délinquance des déments rappelle celle des enfants par l'impudeur, l'absence de honte et de remords.

Il n'est pas inutile de faire remarquer à ce propos l'utilité de distinguer la conscience psychologique d'un acte, c'est-à-dire la connaissance qu'en peut prendre le sujet, et le souvenir qu'il en conserve, d'avec la conscience morale qui est la notion de sa valeur morale et de son importance. C'est la conscience morale qu'a perdue le dément tandis qu'il a plus ou moins conservé la première. Il peut souvent connaître et raconter avec toutes les apparences de la sincérité et de la lucidité toutes les circonstances dans lesquelles il a commis l'acte incriminé, mais comme le petit enfant il n'en sent pas la nature immorale et délictueuse, il n'est nullement troublé par son aveu et l'indignation des témoins ne provoque chez lui que de l'étonnement ou même de la gaieté.

3. L'acte délictueux ne procède d'aucune préparation ou préméditation. Il jaillit en quel-

que sorte comme un acte naturel, une manière de réflexe, sans résistance ni retard. Du point de vue psycho-physiologique, parlant le langage de Grasset c'est un acte polygonal sans participation du centre O.

Ces caractères essentiels du délit démentiel des paralytiques généraux se retrouvent dans toutes les autres formes de démences chez les déments séniles, chez les idiots et les imbéciles profonds. Certains actes délictueux des déments séniles cependant offrent quelques variantes dont on peut se rendre compte par la comparaison d'un même délit assez fréquent chez ces déments et chez les paralytiques généraux, l'outrage à la pudeur par exhibitionnisme. Alors que le paralytique, comme nous venons d'en voir un exemple, exhibe par oubli, et sans aucunement songer à mal, comme pourrait le faire un petit enfant, le sénile, à une phase encore peu avancée de sa démence, manifeste un certain souci de satisfaction génitale et quelque apparence de perversité. C'est en effet principalement devant des fillettes ou des enfants sortant de l'école qu'il a tendance à s'exhiber, avec des sourires ou même des paroles plus ou moins compromettantes. Mais l'absence de précautions, la publicité même de l'acte, portent le cachet de la démence et, pour tout le reste, on retrouve les mêmes caractères fondamentaux qui ont été dits plus haut.

Ces caractères que les experts peuvent mettre facilement en évidence quand ils n'ont pas apparu au premier abord, entraînent irrésistiblement l'idée d'irresponsabilité totale quel que soit le point de vue auquel on se place pour les apprécier.

Juridiquement la démence des psychiatres entre incontestablement dans l'acception plus générale du même terme employé par les rédacteurs de l'article 64 du Code pénal français et des articles à peu près identiques des codes belge, italien et prussien. En France, avons-nous déjà dit, ce terme correspond à l'absence de volonté criminelle et surtout à l'état de l'individu qui « ne sait point ce qu'il fait », et rien ne saurait mieux le réaliser que les états morbides dont nous venons d'analyser les symptômes de délinquance.

Psychologiquement, c'est-à-dire pour le sens commun autant qu'il peut faire œuvre d'analyse psychologique, l'absence de jugement et de discernement emporte nécessairement l'absence de sanction et l'opinion publique comprendrait mal ou pas du tout une pénalité dont l'inutilité est flagrante. En Angleterre une décision de la Chambre des Lords de 1847 a donné comme critère de l'irresponsabilité pénale la perte de la faculté de discerner le bien du mal. Nous verrons plus loin à quelles conséquences fâcheuses peut aboutir dans d'autres cas cette définition malencontreuse d'une donnée médico-psychologique par des termes d'allures métaphysiques et théologiques. Notons pour le moment qu'en droit criminel britannique comme ailleurs, les déments dont nous parlons sont des irresponsables non douteux.

Mais cet accord des légistes et du sens commun ne saurait suffire à nous fournir le critérium que nous cherchons. Nous voulons une base positive pour la notion d'irresponsabilité et cette base ne peut être que médicale, en même temps qu'elle doit pouvoir nous servir ultérieurement au cours de cette étude. Or, nous nous trouvons ici en face de malades incontestables dont l'état morbide peut être reconnu et classé dans les cadres déjà établis de la nosographie. Bien plus, les actes délictueux de ces malades ont, pour nous médecins, la valeur de symptômes caractéristiques de la maladie au même titre qu'un trouble des réflexes ou de quelque fonction nerveuse. Nous pouvons prévoir leur apparition comme celle d'un autre symptôme d'ordre physique tel que l'incontinence des sphincters ou la difficulté de la parole. Du moins si nous ne pouvons toujours en affirmer la certitude, et si nous ne pouvons en décrire par avance la forme exacte, il n'en reste pas moins que de tels actes morbides sont chez ces malades grandement probables, et c'est le devoir élémentaire du médecin averti de les prévenir en instituant la surveillance nécessaire, au besoin par l'internement.

Nous voilà donc en possession d'un critère médical expérimental, la prévisibilité des actes morbides. Joignons-y l'absence de tout mobile constatable en dehors de ceux que fournit l'état morbide lui-même, et nous aurons ainsi la base que nous demandions, fournie par des cas où l'irresponsabilité est évidente et forte du consensus universel. Nous verrons comment utiliser cette notion fondamentale dans les cas qui suivront où le même consensus deviendra de plus en plus discutable.

TROISIÈME LEÇON

LA DÉLINQUANCE A TYPE DE RÉFLEXE
DES ÉPILEPTIQUES ET DES DÉLIRANTS AIGUS

La délinquance à type de réflexe en général. — Etats de
délire hallucinatoire aigu et leurs réactions réflexes de
défense ; caractères généraux des actes délictueux. —
Manie aiguë. — Epilepsie ; Exemples de délits commis
en état épileptique ; leurs caractères généraux. —
Irresponsabilité totale évidente.

Nous allons grouper sous le titre de délinquance à type de réflexe une catégorie d'actes
aussi franchement pathologiques que les actes
démentiels et où vont apparaître deux caractères
nouveaux : la soudaineté d'apparition et l'amnésie consécutive.

La notion du réflexe est banale en biologie
comme en médecine pratique. Le réflexe est
constitué dans son acception la plus générale

par une réponse immédiate et nécessaire à une excitation qui peut être extérieure au sujet ou naître dans son propre organisme, et cette réaction se produit sans intervention de la conscience, encore que dans certains cas le sujet impuissant à l'empêcher puisse se rendre compte de l'exécution.

Les réflexes étudiés en physiologie et utilisés dans la pratique neurologique sont constitués par des réactions motrices simples comme le réflexe rotulien. Mais dans la vie ordinaire il est beaucoup d'actes plus complexes et qui malgré qu'ils montrent en apparence un certain caractère intentionnel n'en sont pas moins des réflexes. Tel le coup de poing qu'un sujet du reste parfaitement normal enverra en réponse à une agression soudaine, et que nous disons réflexe parce qu'il n'implique aucune délibération mentale préalable et que la conscience intervient seulement tardivement pour en constater l'effet.

D'autres actes plus complexes encore restent cependant des réflexes tout en supposant une certaine activité psychique en dehors de la conscience délibérante. Tels sont ceux qui succèdent immédiatement et irrésistiblement à une représentation mentale particulièrement impressionnante ou même à un état affectif pur. La fuite éperdue d'un homme épouvanté en est l'exemple classique. La guerre l'a rendu banal. En temps de paix on le voit plus rarement mais tout aussi net au cours de certaines catastrophes, des déraillements entre autres. On voit ainsi des gens échappés au désastre fuir à toutes jambes droit devant eux à travers champs, et quand ils s'arrêtent quelquefois loin du point de départ, avec un souvenir plus ou moins vague de ce qui vient de leur arriver, ils ne savent comment expliquer leur fuite insensée ; ils ont été le jouet d'une impulsion irrésistible.

Or, bien des actes d'apparence délictueuse ne sont en réalité que des réactions réflexes, inconscientes et nécessaires au sens scientifique du mot. Ce caractère commun en fait un groupe médico-légal cohérent, quoiqu'ils appartiennent, du point de vue neuro-psychiatrique, à des états nosologiquement dissemblables. On les trouve en effet dans la manie aiguë, dans les délires aigus hallucinatoires et dans l'épilepsie.

I. — *La manie aiguë et les états maniaques de la folie circulaire* n'engendrent guère que des délits de peu d'importance, et qui rappellent le réflexe normal banal dont nous venons de parler.

Il existe en effet chez le maniaque un état habituel d'excitabilité générale du système nerveux dont une des principales manifestations est la tendance au réflexe, c'est-à-dire l'aptitude à passer immédiatement de l'idée à l'acte, et on voit sans peine quelles conséquences fâcheuses peut avoir cette insuffisance radicale de l'inhibition, du *self control* diraient les Anglais. Ce seront des coups donnés avec profusion au cours de rixes ou de discussions dont l'humeur irritable ou moqueuse des maniaques est souvent responsable, des scandales atténués sur la voie publique par intempérance de langage ou de gestes, certains outrages publics à la pudeur imputables à leur absence de retenue morale, souvent du reste superficiels, et incomplets si on peut dire.

Le danger de ces sortes de psychopathes vient principalement du fait que, dans les débuts, ils continuent de vivre de la vie commune, qu'ils sont conscients et que leur suractivité psychique et motrice peut être prise pour une simple exaltation physiologique passagère. Je puis citer le cas d'une jeune domestique dont l'état maniaque avait débuté d'une manière propre à contenter ses maîtres à une époque comme la nôtre. Elle manifestait en effet une activité, une ardeur à l'ouvrage, à la vérité brouillonne et bavarde, mais surprenante, et on la supportait, lorsqu'un beau jour il fallut aller la chercher au commissariat. Au cours d'une course en ville, sur la plate-forme d'un tramway, elle avait bousculé la receveuse puis injurié les voyageurs et finalement avait frappé tout le monde à coups de parapluie; il avait fallu faire intervenir les agents. Cet incident ouvrit les yeux et il fallut l'interner.

II. — *Les états de délire hallucinatoire aigu* reconnaissent pour origine habituelle des infections ou des intoxications. Le type le plus répandu et le plus intéressant pour nous est le délire alcoolique à évolution aiguë ou subaiguë, qui survient chez un buveur d'habitude soit à l'occasion d'excès de boisson, soit après un sevrage brusque, soit encore le plus souvent par l'appoint d'une cause occasionnelle, infection légère ou grave, traumatisme, ou choc moral. Dans tous ces cas le symptôme dominant est constitué par des hallucinations visuelles de caractère plus ou moins terrifiant.

Au début le trouble psychique peut être seulement formé d'une certaine excitation avec des cauchemars qui déroulent sous les yeux de l'alcoolique en proie à l'angoisse des visions d'animaux répugnants ou dangereux, rats ou serpents, ou lui imposent la pénible et monotone réviviscence de ses occupations professionnelles de la journée. Puis la maladie s'affirmant, plus ou moins brusquement, le malade entre dans un rêve éveillé permanent où les visions du cauchemar s'amplifient et se multiplient, et qu'il vit dans une agitation forcenée.

C'est le délire onirique, entrevu par Lasègue, mais magistralement décrit et consacré par les belles études du maître bordelais Régis, délire agité, au cours duquel le malade terrifié se voit entouré et poursuivi par des bêtes féroces, des bandits armés et met en jeu tous les moyens de défense réflexe contre la peur.

A ce degré d'intensité les délires alcooliques, et d'une manière générale les délires toxi-infectieux, peuvent provoquer une délinquance souvent très grave qui prend aux yeux du médecin la signification d'une sorte de défense réflexe contre l'état hallucinatoire.

Cette défense, à la vérité, se manifeste le plus souvent par la fuite éperdue, au hasard, en passant par la porte ou par la fenêtre, mais d'autres fois aussi par des coups ou des blessures, et elle peut même aller jusqu'à l'homicide. Le malade victime de ses hallucinations, voyant dans ceux qui l'entourent des ennemis, les frappe pour s'échapper; c'est le furieux qui frappe n'importe qui avec tout ce qui lui tombe sous la main et dont la fureur comme on dit décuplé les forces. Il est éminemment dangereux, et surtout pour son entourage, aussi pour les agents de la force publique ou pour les hommes de bonne volonté qui viennent leur prêter main-forte.

A l'analyse d'un acte délictueux de ce genre on voit apparaître trois caractères essentiels.

1. L'acte se déclanche en manière de réflexe, en réponse à une hallucination ou à un trouble psychique suraigu équivalent, en ce sens qu'il impose au sujet une représentation mentale erronée et pathologique sous forme d'une illusion ou de l'interprétation dans le sens terrifiant d'une sensation réelle mais en elle-même banale.

2. Comme conséquence de ce caractère réflexe, l'acte est exécuté, subitement, sans réflexion ni délibération préalable, sur n'importe qui et avec n'importe quoi.

3. Enfin cet acte constitue un épisode parfaitement isolé dans le temps par rapport à la vie normale psychique du sujet. En effet l'accès de délire hallucinatoire aigu, est, dans la règle, un épisode transitoire, dont le malade sort après un temps variable, tout comme il sortirait d'un rêve. Mais, fait capital, au sortir de ce rêve délirant il ne conserve aucun souvenir de tout ce qu'il a fait pendant le temps de l'accès; il ne retrouve ni les actes qu'il a pu commettre et dont le récit fait par son entourage le frappe d'étonnement et d'effroi, ni même aucune de ces mille impressions qui nous donnent la notion de la succession des événements et du temps. Il ne se rend aucun compte du temps qu'a duré son délire. En termes médicaux il présente une amnésie lacunaire, amnésie le plus souvent totale et définitive, mais quelquefois incomplète en ce sens qu'il subsiste comme un souvenir très vague, fait surtout si on peut dire de frayeur rétrospective analogue à celle que laissent à l'état normal certains rêves.

Cette amnésie est par elle-même un symptôme suffisamment net pour permettre un diagnostic rétrospectif. J'ai ainsi vu un ouvrier d'une ville de l'Est qui remercié et payé d'un

arriéré important de salaire par son patron avait
fait, comme il disait, « une noce carabinée »,
et s'était retrouvé un beau jour dans un asile
d'aliénés, très étonné de s'y voir d'abord, et
ensuite d'apprendre qu'une semaine s'était
écoulée depuis le dernier souvenir qu'il avait de
sa noce, et que par surcroît il avait fait beaucoup de casse dans un débit et cogné fort sur
les agents qui avaient dû l'arrêter. Il avait été
transporté ligoté au commissariat d'abord, à
l'hôpital ensuite, puis à l'asile, et de cette odyssée
il n'avait jamais pu retrouver le moindre souvenir. Il y avait ainsi une période de sa vie qui
n'existait plus pour lui.

C'est plus tard à l'occasion d'une comparution
en Conseil de guerre au front de Lorraine que
j'ai eu à m'occuper de cet homme, et son amnésie si frappante m'a servi pour expliquer aux
juges que son internement ancien avait été
motivé par un épisode de délire curable et transitoire et non par un état vésanique profond et
constitutionnel. Ceci au grand étonnement du
défenseur qui me reprocha avec esprit de reconstituer un événement antérieur avec une absence
de souvenirs, ce qui ne manquait pas de logique
évidemment, mais la logique commune ne sau-

rait prétendre à remplacer l'expérience, et l'amnésie lacunaire est un fait expérimental incontestable.

III. — *L'épilepsie* dans sa forme la plus classique et la plus habituelle se manifeste par des crises convulsives brèves, que séparent des intervalles plus ou moins longs de parfaite santé apparente. C'est une maladie à caractère essentiellement paroxystique. Et si les paroxysmes étaient toujours et uniquement constitués par la grande crise convulsive si dramatique que tout le monde connaît, elle n'aurait guère d'intérêt médico-légal, du moins au point de vue de la délinquance. Mais il existe des cas, peut-être plus fréquents qu'on ne croit généralement, où les paroxysmes se présentent sous la forme de très courts accès de délire qui se rapprochent par certains caractères du délire hallucinatoire aigu dont il vient d'être parlé. Ces accès subits, et qui hors l'absence habituelle de convulsions rappellent par leur installation soudaine, leur courte durée, et leur violence la crise épileptique vraie, sont ce qu'on appelle en neurologie des *équivalents épileptiques*, entendant par là qu'ils ont aux yeux du clinicien la même valeur diagnostique qu'une crise typique. Certains se traduisent justement par des actes de grande délinquance, meurtre, incendie ou délits d'ordre sexuel qui devront à leur origine épileptique certains caractères spéciaux.

1. Le meurtre épileptique se présente en effet dans des conditions assez singulières. On apprend par exemple qu'un individu habituellement paisible, et chez qui l'instant d'avant personne n'avait rien remarqué d'anormal, sans raison décelable s'est livré tout à coup dans la rue ou dans un endroit quelconque, à un véritable carnage, soit qu'il ait frappé à tort et à travers avec quelque instrument trouvé à sa portée, couteau, bâton, pavé, etc., soit que, tirant un revolver de sa poche, il ait exécuté un véritable tir de barrage. Les victimes sont quelconques, celles qui se trouvaient à portée, sans distinction d'âge, de sexe, ni d'apparences. Et leur examen plus tard ou les récits des témoins s'il y en a eu, démontrent un acharnement particulièrement net quand le meurtrier s'est servi d'un instrument contondant, de véritables écrabouillements.

L'abominable chose peut apparaître tout à coup à la manière d'une explosion. D'autres fois c'est au cours d'un état plus durable, d'une fugue qui conduit l'épileptique plus ou moins loin, pendant des heures ou même des jours, que le crime se produira, mais toujours dans des conditions identiques, et qui, objectivement, font de ces sortes de crimes des actes parfaitement inexplicables, du moins avec les seules notions que les magistrats instructeurs appliquent pour découvrir les mobiles des meurtriers.

2. L'incendie ou le vol peuvent aussi constituer des équivalents épileptiques, dans les mêmes conditions inexplicables, avec la même soudaineté d'apparition et la même absence de relation entre la personnalité des victimes et le caractère habituel de l'inculpé.

3. Le délit sexuel offre principalement la forme d'un exhibitionnisme spécial qui constitue aux termes du Code pénal un outrage public à la pudeur. Il en existe des exemples fameux rapportés par les auteurs auxquels j'en puis joindre un, personnel.

Ce dernier est celui d'une femme qui fait partie de ma clientèle d'hôpital et qui est très malheureuse du fait de mésaventures périodiques qui à la vérité n'ont pas encore eu de conséquences graves. En effet il lui arrive de temps à autre à son atelier de se trousser de façon indécente avec des gestes significatifs, très rapidement ; et elle n'en a aucun souvenir propre, mais les moqueries et les reproches qu'elle endure de ce fait la rendent toute honteuse, sans compter qu'elle a été plusieurs fois renvoyée. C'est une épileptique non douteuse, et ces épisodes indécents, qui jurent étrangement avec son maintien habituel, sont des équivalents épileptiques.

Thoinot cite le cas d'un magistrat qui au cours de l'audience à plusieurs reprises se levait comme mû par un ressort, allait uriner dans la Chambre du Conseil et revenait prendre sa place dans le prétoire sans comprendre la stupéfaction bien légitime de ses collègues.

Il rapporte aussi d'après un auteur allemand l'histoire d'un jeune homme qui causa un scandale facile à comprendre en se masturbant frénétiquement au beau milieu du salon pendant une soirée donnée pour ses fiançailles. Comme le magistrat, ce malheureux jeune homme était un épileptique *larvé*, comme on dit, et jamais, on peut le penser, malade ne fut plus digne de pitié.

Comme nous l'avons fait pour les actes des délirants aigus, nous pouvons trouver dans cette délinquance des équivalents épileptiques des caractères généraux indépendants de la forme de l'acte délictueux :

1) Les actes incriminés en eux-mêmes et dans les circonstances où ils se produisent sont inexplicables ; leur soudaineté, leurs caractères de brutalité aveugle et d'immoralité révoltante suffisent à leur imprimer un cachet spécial très différent de celui de la délinquance ordinaire. Aucun motif plausible n'est apparent.

2) L'acte généralement très court est suivi d'une amnésie totale et définitive. C'est là un des caractères les plus communs des paroxysmes épileptiques quelle que soit leur forme. Mais il peut y avoir des exceptions apparentes à la règle, exceptions singulièrement troublantes et qu'il faut bien connaître. Ce sont les cas d'amnésie retardée jadis signalés par Delasiauve et surtout bien étudiés par M. le Procureur général Maxwell dans sa thèse de doctorat en médecine. Certains épileptiques aussitôt après l'accomplissement d'un acte résultant certainement d'un équivalent au sens qui a été dit, en reconnaissent les moindres détails et en fournissent même une explication cohérente sinon conforme à la réalité. Ils raconteront par exemple une hallucination plus ou moins terrifiante, comme celle de

l'alcoolique dont nous avons parlé, et contre laquelle ils se sont mis en défense de façon réflexe. Puis quelques minutes ou quelques heures plus tard le souvenir est perdu ; l'amnésie n'a été que retardée ; elle n'en est pas moins totale et définitive.

Ces faits troublants au premier abord, le sont beaucoup moins et perdent leur invraisemblance si on veut bien se rappeler qu'il en est ainsi dans beaucoup de rêves ordinaires dont le souvenir très net au réveil s'estompe [et disparaît peu après. Nous avons vu aussi la persistance au moins momentanée de certains souvenirs plus ou moins confus chez les délirants aigus, et cette analogie justement nous permet de rapprocher les deux ordres de faits. Autant le terme généralement employé d'impulsion inconsciente pour caractériser les actes de délinquance épileptique reste vague et difficilement intelligible, autant la notion des amnésies retardées est précieuse, en ce qu'elle nous montre l'origine hallucinatoire et délirante de ces actes.

3) Enfin dans presque tous les cas le diagnostic médical est facilité chez les délinquants épileptiques par la constatation chez les sujets, soit dans leurs anamnestiques, soit au cours

d'une observation subséquente, d'autres manifestations, plus ou moins caractéristiques de la maladie, telles que crises convulsives, mictions nocturnes, symptômes de petit mal, etc. Avec tous ces éléments la tâche de l'expert est habituellement facile.

Le caractère général de « défense réflexe contre un état de délire hallucinatoire » qui réunit les états dont nous venons de parler, où, d'une façon plus générale, la défense réflexe exclut toute participation de la conscience normale avec son pouvoir d'arrêt. Qu'il s'agisse de manie aiguë, de délire aigu ou d'épilepsie, l'origine pathologique est manifeste. Bien plus, l'état morbide constitue le seul facteur susceptible d'expliquer des actes qui sont autrement absolument inintelligibles. Par suite l'irresponsabilité est médicalement évidente.

Et juridiquement l'interprétation du terme de démence de l'article 64 du Code pénal, non plus que celle du critère anglais du discernement, ne saurait souffrir ici la moindre difficulté.

Nous restons donc encore ici dans le concept de l'irresponsabilité pénale fondé sur le caractère pathologique et comme tel prévisible et nécessaire des actes incriminés.

QUATRIÈME LEÇON

LA DÉLINQUANCE DES ÉTATS SECONDS

Les états seconds en général ; le mécanisme pathologique
de leur délinquance spéciale. — Etats seconds épileptiques. — Etats seconds hystériques. — Leur signification psychologique et médico-légale. — Les états
seconds entraînent l'irresponsabilité totale. — La
question du crime hypnotique.

Dans les états constitués par certains équivalents épileptiques ou les délires aigus confu-
sionnels qui donnent lieu à cette délinquance
que nous avons qualifiée de réflexe, nous avons
vu sous une forme paroxystique, ou plus
durable mais manifestement désordonnée,
s'ébaucher une activité psychique morbide qui
transforme pour un certain temps la personnalité du sujet. Et, en un certain sens, ces états
méritent déjà l'épithète de « somnambuliques » ;

le sujet vit un véritable rêve au cours duquel sa personnalité normale disparaît pour faire place à un automatisme mental parfois assez complexe pour prendre l'apparence d'une personnalité complète mais nouvelle.

Il est d'autres états pathologiques où cette transformation s'accuse de toutes manières et s'allonge, jusqu'à déterminer l'apparition de périodes alternantes de nouvelle personnalité dans le cours de la vie normale. Ce sont les états dits de personnalité alternante, ou les « états seconds » dont l'étude a commencé avec l'observation célèbre de Felida X... publiée par le professeur Azam de Bordeaux en 1860.

Un sujet en état second est devenu moralement une personne très différente de celle qu'il est dans son état normal. Son caractère est changé; de morose et réservé par exemple, il est devenu épanoui et turbulent; ses goûts sont nouveaux; ses manières sont profondément modifiées, et si les traits de son visage n'ont naturellement point varié au point de vue statique et anatomique, sa physionomie, qui en est l'expression mobile en fonction de son état psychique, n'est plus la même. Il a, si on peut dire, une autre âme dans un corps toujours le même, en prenant le mot âme dans le sens de la somme des actions psychiques.

Au cours de sa vie ce sujet a comme deux âmes qui se remplacent tour à tour, et il n'est peut-être pas très juste de parler d'état normal et d'état second. Celui-ci est seulement le moins fréquent et celui dont les périodes sont les plus courtes. Mais les deux âmes, ou plutôt les deux personnalités, s'ignorent l'une l'autre souvent; toujours en tout cas la personnalité habituelle ignore la personnalité seconde, et dans le cours de ses souvenirs un sujet de ce genre découvre des lacunes plus ou moins longues correspondant à ses états seconds. Depuis Azam, on a observé un certain nombre de cas encore plus étranges et plus complexes que celui de Felida X.; on en a vu où il y avait jusqu'à trois personnalités alternantes. Les psychologues ont eu là une mine incomparablement riche pour leurs études. Le sujet devait aussi tenter les dramaturges et quelque temps avant la guerre un auteur allemand a montré sur la scène un procureur impérial qui en état second devenait cambrioleur, et se trouvait avoir à instruire contre lui-même.

Mais, quoi qu'en pensent certains, le théâtre

n'est point la divination de la vie, et ce n'est point de ce genre de délinquance que nous allons parler. Les états seconds, du moins dans les faits connus, ne comportent qu'une délinquance propre et très spéciale, la désertion, qui est un délit militaire.

Et ceci s'explique fort bien dès qu'on connaît les réactions et les manières d'agir des sujets en état second. Ces individus se comportent en apparence comme des sujets normaux; ils ne délirent point, n'offrent point cette activité incohérente et désordonnée, sans correspondance avec la réalité, des délirants oniriques. Au contraire ils s'adaptent fort bien aux circonstances extérieures, vivent de la vie de tout le monde sans attirer l'attention de ceux qui les voient pour la première fois. A la vérité il n'est pas impossible que la personnalité seconde n'ait de mauvais instincts, et peut-être un jour l'histoire du procureur allemand sera-t-elle une réalité.

Par contre la désertion, c'est-à-dire en fait le passage à une nouvelle vie conforme aux goûts nouveaux de la personnalité seconde, se conçoit fort bien comme une conséquence logique, et en un sens nécessaire, de l'alternance psychique, dé la discontinuité de la vie dans le temps qui caractérise ces malheureux. Pour un civil ce sera une « fugue », pour un militaire cette fugue constituera à elle seule un délit.

Ce qui donnera à cette fugue son caractère de phénomène pathologique, ce qui déterminera surtout l'appréciation de l'expert averti, ce sera non pas l'acte en lui-même, mais l'amnésie lacunaire consécutive, l'oubli total par le sujet revenu à son état habituel des circonstances de son départ et de tout ce qu'il a pu faire en état second.

En pratique on se trouve en présence de deux sortes d'états seconds identiques quant au fond, mais différents dans les détails; les uns relèvent de l'épilepsie, les autres sont de nature hystérique ou du moins si ce vocable peut paraître désuet à l'heure actuel se rattachent aux faits d'apparence un peu mystérieuse de l'hypnotisme spontané.

I. — *États seconds épileptiques*. — L'épilepsie, nous l'avons vu, peut se traduire par des équivalents psychiques courts et paroxystiques d'apparence délirante. Elle peut aussi produire des états temporaires, mais durables, au cours desquels le sujet, normal en apparence, en dehors d'un certain air absorbé et de gestes un peu étranges, accomplit des actes coórdonnés. Ce type d'équivalent est un véritable état second.

En voici un exemple, tiré du cas d'un soldat que j'ai eu l'occasion d'examiner en 1915 au front, alors qu'il allait passer en Conseil de guerre sous la grave inculpation d'abandon de poste devant l'ennemi. Placé la nuit en sentinelle double à l'extrémité d'un boyau d'écoute, en avant des lignes sur les bords de la Seille, il avait été pris d'un besoin naturel. Posant son fusil contre le talus il s'était éloigné dans le boyau et n'était pas revenu. Le lendemain matin il avait été retrouvé dans un village éloigné de plusieurs kilomètres, errant les mains dans les poches devant une grange où sa section avait cantonné quelques jours auparavant. Interrogé il n'avait pu que répondre qu'il cherchait sa compagnie; il se rappelait son départ pour le poste d'écoute, mais plus rien depuis et le pauvre diable fut abasourdi quand il apprit ce qu'il avait fait.

Quand je le vis à la prison du quartier général de la division, il était atterré, mais il paraissait sincère. Les renseignements le représentaient comme un excellent soldat et un brave garçon.

Il prétendait n'avoir jamais été malade. Mais son capitaine, qui l'estimait beaucoup, vint spontanément me confier que cet homme était très attristé et un peu honteux d'une infirmité qu'il s'efforçait de cacher à ses camarades. De temps en temps il urinait la nuit sans s'en apercevoir, chose gênante en tout temps, mais surtout pour un soldat qui dort tout habillé et qui n'est jamais seul.

Ceci me donna l'éveil, je fis écrire à sa famille et une lettre d'un confrère qui le connaissait depuis longtemps me fournit des détails suggestifs. Déjà pendant son service actif à Saintes, cet homme était parti à pied pour Rochefort où il s'était retrouvé sans savoir pourquoi ni comment il y était venu; une autre fois étant ouvrier à l'arsenal de Rochefort, il était parti un matin pour son travail et s'était trouvé dans l'après-midi près de l'embouchure de la Charente, ayant très faim, harassé, et se demandant en vain ce qu'il était venu faire là et où il était passé. C'étaient bien là des exemples de fugue amnésique analogue à celle qui motivait l'inculpation, et le fait des mictions nocturnes en confirmait la nature épileptique. Aussi un non-lieu intervint et, le malade ayant été mis en observation à l'hôpital militaire de Nancy, on constata chez lui des crises nocturnes absolument typiques dont lui-même ignorait l'existence.

Les cas analogues ne sont pas absolument rares; quand la durée en est courte et quand il s'agit d'un civil, ils peuvent même ne pas attirer beaucoup l'attention des malades ou de leur entourage. En tout cas l'amnésie comme pour les autres manifestations épileptiques est complète et définitive, et il est absolument impossible, de reconstituer le trajet et les agissements du malade en fugue, s'il n'a pas été suivi tout le temps.

II. — *États seconds hystériques.* — Ils sont certainement moins fréquents et moins graves quant au pronostic que les précédents; par contre ils sont plus dramatiques si on peut dire.

L'observation la plus célèbre est celle qu'ont rapportée le professeur Pitres dans ses « Leçons cliniques sur l'hystérie et l'hypnotisme » et son élève Tissié dans sa thèse intitulée « Les aliénés voyageurs ». Il s'agit d'un homme, grand hystérique, qui de temps à autre sentait naître dans son esprit une envie impérieuse de visiter un pays plus ou moins lointain; en même temps cet homme paisible à l'ordinaire entrait en état

d'excitation psychique et motrice ; il éprouvait
le besoin de marcher et était en proie à une
vive excitation sexuelle. Cet état, dont il gardait
pleine conscience, durait peu ; il annonçait une
crise imminente, à la manière de ces phénomènes précurseurs qu'on nomme en neurologie
des « auras ».

Brusquement le malade entrait en état second
somnambulique, et tout aussitôt cédant sans
résistance à son désir de déplacement il partait
à pied, en chemin de fer ou en bateau, suivant
l'état de ses ressources du moment, ou les circonstances, et pendant des jours et des semaines
il jouait le rôle original du globe-trotter dépourvu
de pécune qui travaille aux étapes pour se procurer de quoi aller plus loin, et il allait ainsi
fort loin.

Pendant son service militaire quittant sa
garnison près de la frontière, il alla jusqu'à
Budapest. Rentré en France après maintes aven-
tures, acquitté par un Conseil de guerre du
chef de désertion, il fut réincorporé, repartit
une seconde fois et alla jusqu'à Moscou. Il y fut
arrêté comme nihiliste, réussit à éviter la dépor-
tation en Sibérie grâce au Consul de France,
fut relâché et rapatrié.

Réformé et rentré dans la vie civile il continua la série de ses fugues intermittentes. C'est ainsi qu'il y a une vingtaine d'années nous le vîmes un beau matin arriver à l'hôpital Saint-André de Bordeaux, dans le service de M. Pitres où il avait déjà fait plusieurs séjours antérieurs. Il raconta qu'il était parti de Charenton par le bateau pour aller au Point-du-Jour et qu'il s'était retrouvé sur le pont de Bordeaux qu'il avait reconnu tout de suite. Il ne se rappelait aucun détail de son voyage, ni le trajet qu'il avait suivi. Mais comme pour les autres fugues on put en faire la reconstitution. Cet homme était en effet hypnotisable, c'est-à-dire qu'on pouvait le remettre artificiellement en état second.

Or, dans les états de ce genre, bien différents des états épileptiques, le sujet en état second naturel ou artificiel recouvre le souvenir des états seconds antérieurs. On put ainsi savoir qu'il était descendu de bateau devant la gare d'Austerlitz, qu'il avait pris un billet pour Tours, que dans cette ville n'ayant plus assez d'argent il avait figuré au théâtre et fait diverses choses, puis que deux jours après il était parti pour Bordeaux. L'état second avait débuté sur le bateau-mouche et s'était terminé sur le pont de Bordeaux. Il avait duré quatre jours.

La reconstitution hypnotique constitue un caractère différentiel important d'avec les états seconds épileptiques; elle rapproche tout à fait au contraire cette fugue prolongée des états somnambuliques spontanés étudiés parmi les phénomènes de l'hypnotisme. L'école de Charcot et de Pitres rattachait l'hypnotisme à l'hystérie. Par le temps qui court l'hystérie n'est plus guère de mode et, sans parler des controverses soulevées sur les phénomènes hypnotiques par l'école de Nancy, il faut bien dire que certains médecins, à la suite de Babinski, se demandent même si l'hypnotisme n'est pas de la simulation pure et simple.

C'est à coup sûr aller un peu loin, et rien ne nous permet en tout cas de croire à une simulation dans le cas que je viens de rapporter.

Laissant de côté toute discussion théorique qui nous entraînerait en dehors de notre sujet, et admettant seulement la réalité du fait qui n'est point contestable, nous voyons une différence objective de plus avec la fugue épileptique. Elle est fournie par la complexité et la continuité logique des actes du somnambulique comparé à l'épileptique. Celui-ci en effet fait habituellement une fugue courte, pressée, qui ressemble surtout à une fuite, tel un de mes clients qui causant affaires sur une place, saute brusquement dans un tramway et disparaît aux yeux de son interlocuteur ahuri. Il marche vite et ne s'arrête guère en route ; ses actes quand il en exécute sont surtout automatiques ; mon client prit son billet de façon correcte dans le tramway, du moins je le suppose. Le somnambulique au contraire vit réellement de la vie ordinaire. Il agit comme un individu normal et nul ne peut soupçonner qu'il est dans un état second ; il accomplit tous les actes compliqués d'un voyageur moderne, même des démarches au besoin.

Épileptiques ou somnambuliques nonobstant ces différences sont tous deux des malades, cela ne fait aucun doute. D'après tout ce que nous avons déjà dit dans les précédents chapitres, cette notion de l'origine pathologique de la fugue, entraîne nécessairement l'irresponsabilité pour la fugue elle-même si elle conditionne la désertion. Par voie de conséquence il semble bien que les actes accomplis dans la fugue au cas où ils seraient délictueux, devraient être couverts par la même présomption.

La donnée générale étant admise, la difficulté pratique consiste à faire la preuve de l'état second, dont en somme le diagnostic repose surtout sur l'amnésie consécutive, c'est-à-dire sur un symptôme dont la simulation apparaît facile.

En pratique, l'amnésie si elle est toujours impossible à contrôler objectivement, est plus ou moins vraisemblable suivant les cas. L'existence de symptômes épileptiques ou hystériques certains dans les antécédents du sujet examiné crée déjà une forte présomption de sincérité.

En second lieu, la fugue pathologique ne comporte pas de mobile explicable par des facteurs de la vie normale; elle n'a pas de but utilitaire; elle détonne dans la vie ordinaire et dans les manières habituelles du sujet, ce dernier caractère étant à la vérité beaucoup moins net pour l'hystérique que pour l'épileptique.

L'amnésie simulée, par contre, a toujours des buts utilitaires plus ou moins évidents. Et visant surtout à passer sous silence les actes compromettants pour le simulateur elle est le plus souvent trop complète ou trop incomplète.

A titre d'exemple je puis citer le cas d'un brigadier d'artillerie de la même division que l'épileptique dont il a été parlé plus haut qui, inculpé d'absence illégale et ayant connu le non-lieu dont avait bénéficié son camarade, prétendait n'avoir conservé aucun souvenir de son absence. Malheureusement pour lui, il avait des antécédents déplorables, et entre autres la fâcheuse habitude de quitter souvent sa batterie pour aller rendre visite à une jeune personne à la famille de laquelle il avait promis le mariage. Jusque-là ses absences surtout nocturnes avaient rencontré une certaine indulgence basée sur ce qu'en dehors d'elles c'était un excellent gradé, mais la patience de ses chefs était à bout; il venait de quitter la batterie où il était de garde un soir, et le lendemain dans la matinée il avait été arrêté comme il regagnait son cantonnement en bicyclette. Il avait pris la précaution avant de partir, de passer la garde à un camarade en lui disant qu'il allait revenir n'ayant besoin que de pousser jusqu'au cantonnement chercher du papier à lettres. Il prétendait maintenant qu'il se rappelait bien à la vérité être parti, mais qu'il n'avait plus aucun souvenir de ce qu'il avait fait par la suite jusqu'au moment où on l'avait trouvé sur la route.

En raison des antécédents, du fait que son

amnésie était vraiment trop intéressée et invraisemblable, car il était prouvé qu'il avait passé la nuit chez sa soi-disant fiancée, en raison aussi de l'absence chez lui de tout phénomène antérieur nettement pathologique, je dus me résoudre après quelques hésitations bien compréhensibles à le considérer comme simulateur. Et quelque temps après, condamné avec sursis et malade, il revint dans mon ambulance. Il s'empressa de déguerpir la nuit et fut pincé par un sous-officier. J'eus ainsi l'occasion de recauser avec lui et il m'avoua sans difficulté qu'il avait spéculé sur la croyance dans la naïveté des experts médicaux. C'était un piètre simulateur, mais un découcheur incorrigible, dont je fus bien aise de me débarrasser.

Pour en finir avec cette question de la délinquance des états seconds, il reste à voir une de ses autres faces qui fit à l'époque couler des flots d'encre et souleva des discussions passionnées, celle du crime provoqué par l'hypnotisme.

On peut en effet chez certains hystériques, entraînés si on peut dire, provoquer artificiellement au moyen de manœuvres hypnotiques des états somnambuliques semblables aux états spontanés, au cours desquels on peut facilement suggérer au sujet l'exécution de certains actes soit pendant la durée de l'état second, soit après le réveil. Une expérience courante consistait à faire manger au sujet une pomme de terre crue qu'on lui avait présentée comme une délicieuse reinette. Cette suggestibilité singulière du sujet hypnotisé devait naturellement conduire certains esprits, au moins dans le grand public, à croire qu'elle n'avait point de limites, que l'hypnotisé n'étant qu'un instrument inerte entre les mains de l'hypnotiseur, rien ne devait être plus facile que de lui faire commettre un crime abominable dont il oublierait par la suite tous les détails, et dont on pourrait encore par surcroît lui suggérer d'oublier l'inspirateur. L'hypnose devenait ainsi une arme redoutable.

Une affaire célèbre, le meurtre de l'huissier Gouffé, souleva la question de savoir si la meurtrière Gabrielle Bompard n'avait point été hypnotisée. Il y eut à ce propos, dans le prétoire même, une joute mémorable entre ceux qui soutenaient la possibilité du crime hypnotique et ceux qui ne l'admettaient qu'avec de prudentes réserves le rendant en fait tout à fait improbable. Et en somme la preuve ne fut point faite d'une suggestion hypnotique.

Aujourd'hui, la question a perdu de son intérêt parce qu'aucun cas authentique de crime hypnotique n'existe encore. On ne connaît que des « crimes de laboratoire », des expériences consistant à faire frapper un assistant avec un inoffensif couteau à papier, et nul ne peut affirmer que le sujet hypnotisé n'a pas quelque connaissance du caractère de plaisanterie de son acte. Le professeur Pitres, au cours de ses belles études sur l'hypnotisme, a fort bien posé les limites de la suggestibilité en remarquant que les suggestions ne sont acceptées et exécutées par les sujets les mieux entraînés, qu'à la condition de ne pas trop heurter leurs tendances fondamentales de moralité. A la rigueur, il serait donc possible de suggérer un crime à un sujet ayant déjà des tendances criminelles, mais en ce cas l'hypnotisme constituerait une superfluité.

Chez certains débiles point n'est besoin d'hypnotisme ; la persuasion suffit. Ce fut vraisemblablement le cas de Gabrielle Bompard, celui du vagabond cité par Brouardel qui emmena de chez elle une jeune fille fort honnête. Peut-être aussi n'est-il pas besoin de faire intervenir l'hypnotisme dans l'explication de l'étrange histoire de ce dentiste, également cité par

Brouardel, qui eut des rapports sexuels dans son cabinet avec une jeune fille pendant que sa mère tournait le dos.

Le dossier de l'hypnotisme criminel est comme on le voit des plus pauvres. En outre l'hypnose n'est plus à la mode; certains même veulent n'y voir que de la supercherie. Et sans aller aussi loin ce qui paraît à tout le moins exagéré, on peut conclure que l'intérêt médico-légal de la question est surtout historique.

CINQUIÈME LEÇON

LA DÉLINQUANCE RAISONNÉE DES DÉLIRANTS

La délinquance raisonnée en général; genèse du délire
dans les psychoses durables ou chroniques; les réactions
médico-légales qu'il entraîne. — Délinquance des
mélancoliques; auto-dénonciation, meurtre par suicide
indirect. — Délinquance des délirants mystiques et
persécutés. — Le meurtre prémédité des persécutés. —
Les raisons qui font appliquer à ces cas l'idée d'irresponsabilité totale. L'erreur médico-légale du critère
anglais du discernement.

L'épithète « raisonnée » appliquée à la délinquance caractéristique des états délirants subaigus ou chroniques peut au premier abord
paraître paradoxale et même contradictoire.

Dans le langage commun en effet les termes
de délire et de folie sont considérés comme
sensiblement équivalents, et l'un et l'autre semblent exclusifs de toute idée de raison et de

raisonnement. C'est là une conception fausse : le délire dans ses formes durables peut parfaitement être étayé sur du raisonnement ; il est même constitué par un mode de raisonnement.

Le délire consiste essentiellement dans l'apparition au sein de la conscience de représentations ou de conceptions foncièrement inadéquates à la réalité. Mais ces conceptions délirantes ne suppriment point l'activité psychique ordinaire du sujet ; elles s'y surajoutent, se combinent avec toutes les conceptions issues de la vie normale. Elles ont seulement une force singulière qui leur permet d'accaparer le champ de la conscience au point de masquer parfois toutes les autres opérations mentales. Mais derrière les constructions morbides et irréelles que bâtit son esprit le délirant chronique conserve une puissance intellectuelle suffisante pour expliquer ses conceptions, les justifier, et en tirer des conséquences dont la logique apparaît rigoureuse si on fait abstraction de la fausseté foncière des prémisses. En ce sens on peut donc dire que le délirant raisonne son délire, du moins le délirant chronique dont nous allons nous occuper, chez lequel le fonds mental persiste à l'inverse du délirant onirique dont il a été parlé précédemment.

Les conceptions délirantes de cette sorte de malades ont deux caractères fondamentaux de première importance au point de vue qui nous occupe. Le premier est leur évidence indiscutable, axiomatique si on peut dire, dans l'esprit du sujet. Elles ont pour lui une réalité supérieure à toutes les autres; il s'y soumet sans discussion, et n'admet la réalité de la vie ambiante, objective, que dans la mesure où elle ne lui paraît pas en contradiction avec sa conviction délirante. En tout état de cause chez lui l'irréel prime le réel.

Le deuxième caractère est l'intensité de leur valeur affective et émotionnelle qui dépasse toujours celle des états nés de l'activité psychique ordinaire. Par là elles prennent naturellement la première place et effacent ou annihilent tous les autres facteurs qui contribuent à la détermination et à l'orientation des actes de la vie pratique.

En résumé alors même qu'en apparence le malade, par ailleurs lucide, continue de vivre de la vie de tout le monde, son délire le fait vivre dans un monde imaginaire qui détermine seul les actes les plus importants de son existence.

De là découle cette grave conséquence : les conceptions délirantes conduiront irrésistiblement le sujet au crime si ce crime, aussi atroce qu'il lui apparaisse, représente pour lui la seule solution possible à une situation intolérable. La détermination criminelle est en pareil cas l'aboutissant inévitable et logique d'un processus mental de raisonnement, c'est-à-dire d'un enchaînement rationnel de concepts, d'un rigoureux syllogisme. L'erreur fondamentale et primordiale des prémisses bases du délire est l'élément proprement pathologique dont il convient de considérer moins le côté purement intellectuel que le côté affectif, l'hypertrophie morbide du ton émotionnel qui fait perdre au malade toute notion des valeurs.

Nous allons trouver des exemples concrets de cette délinquance raisonnée et pourtant pathologique dans les délires des mélancoliques, des mystiques et des persécutés.

I. — La *mélancolie*, une des formes les plus fréquentes de l'aliénation mentale, consiste essentiellement en un état de dépression affective anxieuse. Tristesse profonde, douleur morale, sentiment de désespérance infinie, angoisse intolérable, en sont les traits fondamentaux, et chez

certains cet état affectif anxieux constitue toute
la maladie.

Mais dans beaucoup de cas, par suite d'une
évolution commune dans les psychopathies, la
dépression affective donne naissance au délire,
c'est-à-dire à un ensemble plus ou moins cohérent de conceptions qui symbolise de manière
concrète, explique et justifie en quelque sorte le
malaise moral primitif. Alors apparaissent des
idées de culpabilité, de ruine, de déshonneur, et
le malade s'accuse de crimes imaginaires, ou
s'abîme dans le remords ou le désespoir aussi
bien pour les siens que pour lui-même.

Il convient de ne point perdre de vue cette
extension altruiste du délire dépressif à la
famille ou aux êtres chers; elle va nous expliquer
bien des choses.

On comprend sans peine dès lors comment la
réaction favorite du mélancolique, son mode
naturel de défense, est le suicide. C'est bien là
en effet le moyen radical et le seul vraiment
efficace d'échapper à l'angoisse infinie qui
l'étreint sans trêve ni repos. Plus rarement poussant jusqu'au bout la logique d'un délire de
culpabilité le malade va se livrer à la justice et
réclamer le châtiment de fautes imaginaires.

L'auto-dénonciation des mélancoliques n'est qu'une pseudo-délinquance à la vérité, mais pour des magistrats peu avertis, elle pourrait à l'occasion constituer un délit d'outrage à la magistrature. Il faut donc bien la connaître. En voici deux exemples:

Un commissaire de police voit entrer un jour dans son cabinet une jeune fille d'apparence raisonnable mais paraissant très émue qui lui demande de l'arrêter car elle a commis dans la maison où elle était placée des vols dont elle donne le détail. Cependant, saisi de défiance devant l'invraisemblance des remords qu'elle manifeste, le commissaire convoque la dame prétendue volée. Et celle-ci n'a aucune peine à démontrer l'innocence complète de sa domestique ; elle raconte que celle-ci depuis quelque temps paraissait triste sans motif plausible. La scène se termina à l'asile.

Il n'est pas absolument rare après les crimes tant soit peu sensationnels dont la police recherche encore les auteurs, de voir des mélancoliques jusque-là méconnus en prendre bénévolement la responsabilité. Le fait s'est produit à Bordeaux il y a quelques années ; une débitante de tabac avait été tuée en plein jour à son comptoir et la police ne parvenait pas à retrouver l'assassin, lorsqu'un homme vint se constituer prisonnier en relatant à son compte la scène telle que l'avaient racontée les journaux. Mais l'enquête montra sans doute possible qu'il était loin de Bordeaux le jour du crime. Le professeur Régis, en démontrant la réalité chez cet homme d'un état mélancolique incontestable, put calmer la mauvaise humeur bien compréhensible des magistrats qu'il avait joués en toute bonne foi. C'était un mélancolique qui cherchait sa voie, si on peut dire, et qui l'avait trouvée en lisant le journal.

Le suicide et l'auto-dénonciation sont des moyens de défense individuels. Mais nous avons dit que le délire mélancolique pouvait prendre un caractère extensif, englober en quelque sorte la famille ou l'entourage, et de ce moment les réactions défensives deviennent singulièrement dangereuses. Ce peut être soit l'hétéro-dénonciation, soit le meurtre.

Qu'un mélancolique en proie à un délire de culpabilité ou de ruine songe au retentissement de sa faute imaginaire sur les siens et qu'il en rumine toutes les conséquences, on conçoit comment il en arrivera logiquement à envisager comme seule possible pour eux la solution qu'il désire ardemment pour lui, soit la mort qui délivre de toutes les misères. Et il advient alors que le monstrueux conflit entre l'angoisse morbide et les sentiments d'amour familial se résout en une combinaison surprenante : l'affreuse chose prend dans l'esprit du délirant l'aspect d'un acte d'amour surhumain, d'un devoir inexorable qui prime tous les autres. Quelque inconcevable et singulière qu'elle apparaisse aux esprits normaux, la réalité est là : le mélancolique tue justement ceux qu'il aime et parce qu'il les aime plus que tout. Et l'horrible tâche achevée, toujours désespéré, mais aussi toujours impitoyablement logique avec son délire, il se suicide à son tour ou va sans tarder se livrer à la justice.

Le Dr Grenier de Cardenal a conté dans le *Journal de médecine de Bordeaux* du 24 décembre 1912, l'histoire d'Elissabide, qui fut guillotiné à Bordeaux le 5 novembre 1840. Il avait tué successivement sa fiancée et ses deux enfants à coups de marteau, après les avoir attirés dans un véritable guet-apens, dans le but, que ne comprit point le jury, de leur épargner les années d'infortune et de malheur qu'il prévoyait pour eux, et dont la perspective l'affolait par contraste avec le bonheur présent. C'était, sans aucun doute, un mélancolique méconnu.

Plus près de nous en 1904, à Talence, dans la proche banlieue de Bordeaux, un très brave homme, après avoir joué à la Bourse l'argent de son patron pour enrichir sa famille, tua sa femme et ses deux enfants qu'il adorait, afin de les sauver du déshonneur. Malgré les efforts de Régis pour faire saisir au jury le caractère essentiel d'altruisme pathologique de cet homicide autrement inexplicable, le malheureux mélancolique fut envoyé aux travaux forcés.

II. — *Les délires mystiques* donnent lieu à une délinquance dont la genèse psychique est comparable à la précédente. A la vérité ces crimes retentissants appartiennent plutôt à l'histoire qu'à la médecine légale ordinaire, et ce caractère fait saisir pourquoi la nature morbide en est encore plus facilement méconnue que pour les crimes mélancoliques.

Les exemples de crimes mystiques d'ordre privé, si on peut dire, sont rares en effet. Calmeil cite le cas d'un délirant qui voulant renouveler le sacrifice d'Abraham et n'ayant point de fils, tua son frère. Dans sa soif d'être agréable au

Seigneur il ne s'embarrassait point de détails comme on voit.

D'ordinaire le mystique délirant vivant dans le commerce des puissances supra-terrestres, voit plus grand, comme ce Martin qui mit le feu à la cathédrale d'York pour débarrasser la maison du Seigneur des prêtres indignes qui la souillaient de leur présence. L'Histoire des religions fournirait maints exemples analogues. Mais c'est dans la belle et justement célèbre étude consacrée aux régicides par le regretté Maître Régis, qu'on trouve les exemples les plus frappants de criminels délirants mystiques. Poussés par un délire à la fois mystique et mégalomoniaque, finissant par se considérer comme investis d'une mission divine ou simplement humanitaire, comme les instruments d'une nécessité supérieure à toutes les lois communes, ils s'attaquent aux grands de la terre, aux rois ou aux hommes politiques en vue.

La liste est longue ; elle comprend Jacques Clément, le moine jacobin qui tua Henri III, Ravaillac l'assassin d'Henri IV, le phalanstérien Guitteau meurtrier du Président Garfield, le boulanger Caserio assassin du Président Carnot, Luccheni qui frappa d'un tiers-point à Genève l'impératrice Élisabeth d'Autriche, pour ne parler que des plus notoires. Chez ces meurtriers, outre l'existence de tares psychopathiques plus ou moins nettes, on trouve une identité singulièrement frappante dans la genèse psychique du crime comme aussi dans les circonstances de son exécution. Ce sont des solitaires agissant sans complices, qui ont lentement mûri et préparé leur action, et qui l'exécutent ensuite dans des conditions incroyables d'imprudence, bravant sciemment l'arrestation inévitable ou le lynchage immédiat. Cela n'est déjà point banal.

Mais c'est dans les interrogatoires qu'éclatent tous les caractères indubitablement morbides dont nous avons déjà parlé : le mobile d'ordre uniquement mystique, que le mysticisme soit religieux, politique ou humanitaire peu importe, la notion de mission et de sacrifice, l'orgueil insensé fortifié parfois par de véritables hallucinations.

Encore que le caractère morbide au premier chef des régicides, et d'une façon générale des « magnicides » puisse difficilement être contesté, au moins pour les gens tant soit peu teintés de psychiatrie, il n'en est guère dont l'irresponsabilité ait été même soupçonnée devant la justice ; tous ou presque tous ont fini par la main du bourreau ou dans la solitude affolante de la prison perpétuelle. L'époque est pour certains une explication suffisante. Pour les cas plus récents, les condamnations prouvent simplement que le règne de la raison pure et sereine n'est point encore arrivé ; toutes les plus savantes déductions des psychiatres ne peuvent rien contre le sentiment qui guide en pareille circonstance les juges, encore moins contre la raison d'État en prenant ce terme dans son sens le plus large.

Mais il faut bien reconnaître que chez cette catégorie de psychopathes le trouble mental est peu évident au premier abord ; il ne se révèle qu'à une analyse minutieusement fouillée, et surtout la préméditation du crime suffit à écarter pour les non initiés toute idée de trouble mental.

C'est justement pour signaler cette erreur d'appréciation que nous avons placé les mystiques à côté d'autres fous criminels dont la folie comparable dans ses caractères généraux est cependant plus facile à faire admettre pour le public.

III. — Les *délires chroniques de persécution*, proches parents des délires mystiques, offrent les exemples les plus nets de la délinquance morbide raisonnée, et le crime du persécuté est, si on peut dire, le crime schématique du délirant.

On sait que cette maladie qui fait habituellement son apparition à un âge assez avancé,
débute par un état de vague inquiétude dans
lequel le malade se sent en butte à l'hostilité
générale d'abord, à celle plus restreinte mais
aussi plus active d'un petit nombre de personnes
ensuite.

Soit qu'il éprouve des hallucinations surtout
auditives, qu'il entende des voix qui l'injurient
ou le menacent, ou lui dictent des actes qu'il
désavoue, soit qu'il se mette à interpréter de
façon tendancieuse dans le sens de ses préoc-
cupations délirantes tous les événements de sa
vie courante, le persécuté en arrive peu à peu
à échafauder un système cohérent de conceptions pour expliquer l'hostilité qui l'accable, et
justifier tous les efforts qu'il fait pour y échapper.
Dans son esprit imprégné de méfiance s'opère
un travail d'analyse à la recherche des causes
d'hostilité ; aux hypothèses du début succèdent
bientôt des certitudes et le champ des recherches
se rétrécit progressivement. Après avoir incriminé tout le monde, puis des groupes vagues
et impersonnels comme les jésuites, les députés,
les francs-maçons, etc., le persécuté s'arrête
finalement sur quelques personnes proprement

connues, voire sur une seule pour en faire « son persécuteur ».

Malheur à ce persécuteur malgré lui, et qui au demeurant ignore son rôle; le persécuté qui ne doute plus, va se défendre : il fuira d'abord la maison où il entend ses voix, mais celles-là le suivront; il écrira au persécuteur ou bien il le menacera de vive voix; il ira quelquefois jusqu'à casser ses vitres. Il mettra en branle successivement tous les échelons de la police judiciaire, du garde champêtre au procureur général, pour demander qu'on le débarrasse de ceux qui lui font la vie intenable.

Et dans ces démarches multiples, si certains apportent des arguments qui de prime abord sentent la folie, parlant trop d'hypnotisme, de télégraphie sans fil ou d'actions astrales, d'autres par contre apportent dans leurs dires un certain air de vraisemblance, une logique serrée bien faite pour donner le change.

Les premiers sont souvent ainsi arrêtés à temps; les autres sont simplement éconduits et chaque nouvel échec augmente l'intensité du délire.

Dès lors, ayant épuisé tous les moyens ordinaires, légaux et humains pour faire cesser les

attaques incessantes dont il est l'objet, sentant
que tout le monde se rit de lui, le persécuté se
résout, en désespoir de cause, à supprimer le
persécuteur.

Celui-ci est condamné à mort. Froidement,
son parti enfin pris, le persécuté prépare dans
tous ses détails l'exécution, avec des précautions
minutieuses pour que rien ne cloche. Il choisit
l'arme la plus sûre, le lieu le plus favorable, il
dresse l'embuscade et il attend son heure.

Tel un persécuté qui après plusieurs années
ayant fixé son délire sur une femme de son
voisinage avait installé un fusil sur un véritable
chevalet de pointage, de façon à atteindre sans
erreur possible et à bonne hauteur la porte de
celle qu'il croyait sa persécutrice. Et la malheureuse fut frappée à mort au moment où sans
défiance elle sortait de chez elle.

Il n'est pas bien difficile d'apercevoir un air
de parenté entre les actes criminels dont nous
venons de parler dans les trois catégories de
délires chroniques. Les caractères communs
principaux peuvent se ramener à trois.

1. La détermination de l'acte est raisonnée et
délibérée ; sauf le point de départ faux et irréel

fourni par le délire, la suite du raisonnement est logique.

2. L'acte décidé est préparé, soit à court terme comme chez le mélancolique qui long-temps irrésolu cède brusquement à un paroxysme d'angoisse avec impulsion irrésistible qu'on nomme en psychiatrie un « raptus », soit longuement comme chez le persécuté ou le mystique, et dans ce dernier cas les précautions révèlent souvent une certaine puissance intellectuelle, en ce qui concerne au moins la sûreté d'exécution.

3. Par contre il n'y a que peu ou pas du tout de précautions prises pour assurer la fuite ou l'impunité du délinquant. Arrêté, celui-ci avoue sans grandes difficultés, il reconstitue et explique toutes les phases de sa détermination; il n'hésite point à reconnaître qu'il a transgressé des lois qu'il connaissait parfaitement. Mystique, il se fait gloire de son acte et se pose en martyr; persécuté il incrimine la justice des hommes qui lui a refusé son aide; mélancolique il se confesse longuement et appelle le châtiment.

A l'analyse ce sont autant de caractères bien faits pour établir une distinction tranchée d'avec les criminels vulgaires et en outre l'origine pathologique du *primum movens*, de la conception délirante sans laquelle le crime devient inintelligible, suffit médicalement parlant, à entraîner l'idée d'irresponsabilité. Ces gens sont des malades; leurs actes sont des symptômes nécessaires de leur état morbide, quelque horribles qu'ils paraissent et cela nous suffit.

Dans quelle mesure cependant cette notion d'ordre purement médical et scientifique s'adapte-t-elle aux textes de loi qui règlent la matière, et aux intentions du législateur?

En droit français et dans les législations similaires, le vague intentionnellement voulu du terme « démence » de l'article 64 du Code pénal et son extension admise par la jurisprudence à toute maladie mentale définie et affirmée par les experts, rend l'adaptation aisée. Cependant il arrivera, et le fait se produit pour certains délirants mystiques, que les juges appelés à se prononcer, voient encore quelque contradiction dans l'application du terme démence à des délinquants dont le raisonnement apparaît intact. Ce défaut de compréhension est grave; il reste heureusement exceptionnel.

En droit anglais il n'en va pas de même. Le critère du discernement, tel que le posait la

Chambre des Lords en 1843, admet la responsabilité entière du délinquant s'il a conservé le pouvoir de discerner le bien du mal, que les motifs de sa détermination soient réels ou imaginaires. Le délirant chronique, nous l'avons vu, conserve pleinement ce pouvoir de discernement, et il décide et accomplit son acte en sachant fort bien qu'il fait mal, ou ce qui revient au même pratiquement, qu'il fait une chose défendue par les lois. Il devrait donc être tenu pour responsable et être envoyé à la potence ou au « hard labour » si du moins les juges britanniques appliquent encore cette doctrine désuète, contre laquelle s'est élevé éloquemment Maudsley dans un livre célèbre intitulé « Le Crime et la Folie ».

Malheureusement le public, même de ce côté-ci de la Manche, a une tendance non douteuse à adopter la manière de voir des Lords. C'est pour cette raison qu'il est nécessaire d'insister sur la réalité du critère médical de l'irresponsabilité, critère d'ordre positif et scientifique, dépassant par suite en généralité, à la fois temporelle et spatiale, les doctrines purement juridiques. Ce critère, nous l'avons trouvé dans le cas des déments vrais et des délirants aigus, justement dans la considération de l'origine pathologique des motifs d'action, dans le fait indubitable que les actes délictueux de ces malades sont des symptômes nécessaires et prévisibles de leur maladie. Et nous le retrouvons identique dans le cas des délirants chroniques; pour nous, justement, le caractère « imaginaire » des motifs prime le discernement parce que, nous l'avons dit, du fait de son origine pathologique, ce caractère imaginaire au sens du critère britannique a une force telle qu'il introduit un élément irrésistible dans les opérations du discernement.

En conclusion donc, les actes délictueux des délirants chroniques, encore que parfaitement raisonnés, entraînent l'irresponsabilité totale du seul fait qu'ils sont uniquement déterminés par un état pathologique.

SIXIÈME LEÇON

LA DÉLINQUANCE IMPULSIVE

L'impulsion consciente en général. — Mécanisme psycho-
physiologique de la tendance à l'acte : 1° dans l'état
normal ; 2° dans l'état psychasthénique ; réaction de
substitution symbolique et absence de délinquance
psychasténique ; 3° dans l'impulsion consciente pathologique vraie. — Schéma de la réaction médico-légale
impulsive, de ses différentes phases. — Exemple :
impulsion consciente homicide ; analogie avec les cas
de Vacher et de Jeanne Veber. — L'impulsion consciente entraîne l'irresponsabilité.

En étudiant la délinquance à type de réflexe,
nous avons parlé d'états qu'on désigne commu-
nément sous le terme d'états impulsifs. Bien
qu'il paraisse établi que la réaction délictueuse
constitue une réponse à une représentation
hallucinatoire ou illusoire, c'est la brusquerie et
le caractère de l'acte qui légitiment l'emploi du
terme impulsion.

Mais ce terme ne se limite pas à ces cas d'apparence mystérieuse où le sujet agit en pleine inconscience. L'impulsion, c'est proprement la tendance à réaliser en actes une conception apparue dans la conscience. Nous allons voir maintenant des cas pathologiques où le sujet se trouve irrésistiblement poussé à réaliser un acte conçu en pleine conscience, connu dans toutes ses conséquences possibles, même délibéré et préparé, et nous aurons ainsi une délinquance qu'il faut soigneusement distinguer de la délinquance réflexe, celle que nous appellerons la délinquance impulsive consciente.

La tendance à réaliser les conceptions en actes est un phénomène très général qui peut se manifester, psycho-physiologiquement parlant, sous trois formes correspondant à autant de degrés dans la force de l'impulsion.

1. Dans l'état normal, physiologique, dans la vie courante, la tendance à l'acte apparaît fréquemment dans la conscience. Elle accompagne toute idée, toute représentation un peu intense ou tant soit peu émotionnante ; elle fait partie du désir. Mais elle reste théorique, intellectuelle, soumise à l'empire de la réflexion, du « self-control » comme disent les Anglais. Son refou-

lement est habituellement facile et n'exige qu'un minimum d'effort. En résumé le sujet reste maître de lui, et quand il s'analyse il reconnaît sans peine l'origine interne, dans son propre esprit, de l'idée génératrice de la tendance qu'il a refoulé, sans même un début d'exécution.

2. Dans l'état psychasthénique apparaissent des tendances à l'acte qui ont un caractère morbide. Le psychasthénique sent éclore dans sa conscience des idées qui lui semblent étrangères à sa personnalité, à son moi, dont il désavoue si on peut dire la paternité. Cet antagonisme de l'idée morbide et de la personnalité normale est frappant dans ce genre d'obsession constitué par la représentation dans la conscience du sujet de l'accomplissement d'actes particulièrement odieux ou criminels, sacrilège, meurtre d'une personne aimée, acte impudique, contre lesquels tout son être proteste violemment. Il y a là comme on a dit un véritable dédoublement de la personnalité, non point en deux âmes alternantes et s'ignorant l'une l'autre comme dans les états seconds, mais en deux âmes coexistant dans le même esprit, deux âmes qui se connaissent et se combattent, et l'âme morbide grandit, tend sans cesse à dominer l'âme normale terrifiée.

L'antagonisme fondamental des deux personnalités coexistantes amène une lutte entre le sujet et son obsession, lutte opiniâtre d'où résulte l'état émotionnel despotique et pénible que ces malades ne connaissent que trop : l'angoisse avec son cortège de symptômes somatiques, le malaise indéfinissable, le sentiment de constriction épigastrique, la gêne précordiale, les palpitations, les sueurs froides, tous signes indiquant une participation du système sympathique.

Cependant le malaise anxieux du psychasthénique reste surtout intérieur et retentit somme toute fort peu sur les réactions extérieures du sujet. Quoique torturé par l'idée de mal faire, il ne réalise jamais son obsession si ce n'est sous la forme innocente et platonique d'une satisfaction symbolique, laquelle agissant comme un substitutif amène un soulagement momentané. Telle cette malade de Pitres et Regis qui calmait son obsession de meurtre en se liant les mains avec un bout de ficelle, ou celle qui tourmentée par l'idée d'empoisonner une certaine personne pouvait recouvrer une tranquillité relative en entrant chez un pharmacien où elle achetait quelques sous d'un produit inoffensif.

Si le processus ne laisse point d'être fort pénible pour le malade, il n'offre aucun danger pour autrui, et il n'y a pas de délinquance psychasthénique.

La psychasthénie est en effet beaucoup plus une maladie de l'émotivité et de l'imagination affective qu'un trouble profond des instincts. Le psychasthénique n'est pas réellement torturé par le désir, par une tendance à mal faire ; il a surtout la crainte angoissante d'éprouver ce désir et cette tendance ; il ne redoute rien tant que d'y céder, et avec ou sans substitutifs il reste en fin de compte victorieux. Aussi bien son cas n'intéresse la médecine légale qu'en tant qu'il fournit des facteurs commodes d'explication pour ce qui va suivre.

3. L'impulsion consciente vraie aux actes délictueux ou criminels, beaucoup plus rare, apparaît chez certains sujets dont les lourdes tares héréditaires sont souvent encore aggravées par un appoint toxique sous forme principalement d'éthylisme. Chez eux la tendance à la réalisation de l'acte est violente, impérieuse, irrésistible ; les moyens de substitution ou de satisfaction symbolique sont vite insuffisants. Il y a une délinquance impulsive qui aboutit aux

délits sexuels, à l'incendie, au vol, même à l'homicide.

Le processus est ici au fond identique à celui de l'obsession impulsive du psychasthénique : l'idée morbide est bien consciente et il s'établit dès l'abord une lutte entre la personnalité normale du sujet et la tendance monstrueuse qui le sollicite à agir dans un sens qui lui fait horreur. Mais cependant dans le détail on voit apparaître des caractères un peu spéciaux. C'est d'abord le fait que la tendance à agir ne reste pas seulement intellectuelle; elle tend vers l'activité réelle. Le malade se sent réellement emporté et son angoisse n'en est que plus intense.

A la tendance plus impérieuse correspond une lutte plus âpre, plus longue et qui utilise des moyens de défense plus importants que des substitutifs symboliques. Le malheureux obsédé, commence par fuir, par éviter de son mieux les occasions d'exécuter l'acte dont l'intention l'obsède. Puis il appelle à son secours des moyens plus complexes, variables suivant sa constitution mentale, ses habitudes et ses croyances; il va trouver son médecin ou son confesseur, ou bien il cherche comme on dit à s'étourdir par des distractions ou par l'emploi de toxiques divers où l'alcool tient une large place. Souvent aussi c'est dans une véritable frénésie sexuelle, dans la masturbation principalement qu'il cherche un dérivatif à son oppression morale.

Tout cela n'a qu'un temps; après de courtes accalmies l'idée reparaît avec sa tendance à la réalisation; sans trêve ni merci elle s'attache au malheureux de plus en plus épuisé dans une lutte angoissante où il entrevoit la défaite inévitable. Quand cette heure sonne, désespéré, comme le nageur épuisé qui se laisse emporter au courant, il se résigne à son sort. Et alors il prépare l'exécution de l'acte dont il a tant eu peur, il cherche l'occasion favorable, la fait naître au besoin.

L'acte enfin accompli, nonobstant le remords qui monte en lui, il sent comme un immense soulagement; c'est la fin du cauchemar, une sorte de quiétude amère mais bienfaisante comme celle du soldat blessé qui trouve à sa souffrance un apaisement dans la sécurité de l'hôpital loin de la bataille.

Cette peinture d'un combat psychologique, d'une bataille prévolitive comme disait Grasset, peut sembler faite « de chic » en forçant quelque peu la réalité. Voici pourtant un exemple vécu, une histoire singulièrement horrifique rapportée par Laccassagne dans les Archives d'anthropologie criminelle en 1907.

C'est celle d'un séminariste de 17 ans, à hérédité lourdement chargée, type de ce que les psychiatres appellent un « dégénéré », encore que ce terme commence à tomber en désuétude, de caractère doux et paisible, pieux et même dévot, très apprécié de ses maîtres en dépit de nombreuses anomalies psychiques, en particulier d'habitudes d'onanisme invétérées. A 14 ans, durant une séance de masturbation, il avait éprouvé l'envie de tuer quelqu'un, et par la suite la même idée était revenue à chaque masturbation ; peu à peu la représentation mentale d'un meurtre lui était devenue comme l'accompagnement nécessaire et l'adjuvant indispensable de la satisfaction sexuelle.

Jusque-là l'obsession restait intellectuelle, et disparaissait une fois l'éjaculation obtenue. Mais bientôt elle s'accompagna de tendance à la réalisation effective d'un meurtre véritable, et la lutte commença. Dans cet esprit de séminariste pieux pareille chose était tentation épouvantable, elle lui faisait horreur. Contre elle il usa

de moyens d'abord professionnels si on peut
dire, multipliant les prières, les confessions, les
pénitences ; la masturbation qui chaque fois le
soulageait pour un temps devint effrénée. Mais
l'horrible idée était toujours là, et cela dura des
années ; nul à l'exception du confesseur dont le
secret professionnel fermait la bouche, ne pouvant se douter de l'effroyable détresse où se
débattait le malheureux jeune homme.

Un jour enfin, se trouvant en vacances, l'idée
de meurtre se localise et se détermine de façon
précise : il ne songe plus à tuer n'importe qui ;
il n'est plus obsédé que par l'idée de tuer son
camarade préféré avec lequel il fait tous les jours
de longues promenades. Il lutte désespérément
d'abord contre cette nouvelle forme particulièrement odieuse de son obsession, puis il cède
brusquement, prend son parti et prépare le
guet-apens. Il lui faut un meurtre sanglant ; il
prend donc un couteau de cuisine et l'aiguise
soigneusement, puis se met à la recherche de sa
victime pour l'emmener au bois où le crime
doit s'accomplir.

Le hasard fait que le camarade élu est introu-
vable. L'obsession est cependant trop forte et
une nouvelle attente impossible. Voilà qu'il ren-

contre un autre jeune homme de son âge ; celui-là sera la victime à défaut de l'élu. Il l'emmène donc promener et arrivé au bois, brusquement il lui assène un formidable coup de bâton sur la tête. Le malheureux tombe et sitôt le séminariste prenant son grand couteau lui coupe la tête.

C'est alors un sentiment de soulagement et de délivrance qui s'empare de lui, et en même temps le remords survient. Le séminariste se précipite à l'église, laissant sur le terrain le cadavre mutilé ; le prêtre est absent, et ne pouvant se confesser il va tout simplement à la gendarmerie se constituer prisonnier.

Le crime apparaissait effroyable, incompréhensible. Une expertise mentale provoqua une longue confession écrite du meurtrier où sont relatées minutieusement et sans réticences les phases psychologiques qui viennent d'être brièvement rapportées. Les experts conclurent à un cas de sadisme sanguinaire congénital et à la suite d'une ordonnance de non-lieu le meurtrier fut placé dans un asile. Là, à plusieurs reprises, l'obsession de meurtre revint l'assaillir.

Cette décision des experts n'est pas pour nous surprendre. En effet nous retrouvons sans peine dans cette étrange affaire tous les caractères que les exemples des leçons précédentes nous ont montrés propres à entraîner l'irresponsabilité. Le mobile du crime est de toute évidence d'origine purement interne et de nature pathologique ; en dehors de ce facteur morbide, on n'en peut trouver aucun autre. En second lieu l'auto-observation du meurtrier où se trouve une remarquable description du processus de l'impulsion obsédante, constitue une raison impérieuse de croire à l'irrésistibilité de cette impulsion ; d'abord à cause de la longue durée de la résistance opposée par le sujet, ensuite par la discordance frappante existant entre l'énormité de son crime et sa personnalité habituelle de séminariste candide, doux, et dévot.

Toutefois on pourrait objecter qu'après tout l'explication médico-psychologique de ce cas et la croyance dans l'irrésistibilité de l'impulsion reposent uniquement sur la confession de l'intéressé, et que c'est peut-être accorder une créance exagérée à un aveu *a priori* suspect. Mais cette objection ne saurait tenir pour un observateur averti connaissant bien le processus pathologique des obsessions, tel que le montrent d'autres cas cliniques où la sincérité des malades ne peut être suspectée, ceux-ci n'ayant aucun intérêt à dissimuler leur pensée. Et l'auto-observation du séminariste, comme les caractères objectifs de son action, cadrent trop bien avec tout ce que nous savons de la pathologie des impulsions conscientes pour que nous, médecins, puissions encore conserver un doute à cet égard.

On conçoit toutefois qu'une objection de cet ordre puisse amener des experts à un doute bien fait pour troubler leur décision. Ainsi peut-on, sans doute, expliquer que dans le cas célèbre de Vacher le tueur de bergers les experts aient conclu à la responsabilité de l'inculpé. Pourtant les analogies avec le cas du séminariste sont frappantes.

On sait que ce chemineau de sinistre mémoire, fut surpris il y a quelque vingt-cinq ans en train d'assaillir une femme en pleins champs. A la stupéfaction et à l'indignation générales il avoua onze meurtres dont la justice ignorait les auteurs, et qui se ressemblaient tous dans leurs grands traits. Vacher assaillait au hasard des rencontres des personnes isolées, jeunes garçons ou femmes jeunes ou vieilles, les égorgeait habilement d'un seul coup porté par derrière, et faisait subir au cadavre des mutilations caractéristiques, émasculation pour les garçons, ablation des seins et éventration pour les femmes. En outre, parfois mais pas toujours il pratiquait le viol *post mortem* du cadavre encore chaud. Et l'ayant soigneusement dissimulé il partait droit devant lui, accomplissant à pied à travers les campagnes de formidables randonnées qui lui avaient permis longtemps de poursuivre sans être inquiété la série de ses méfaits.

Encore que Vacher, brute fruste et homme sans culture, peu apte à l'analyse psychologique, n'ait point fait de confession analogue à celle du séminariste, qu'il ait même essayé de simuler assez maladroitement la folie, on ne peut pas ne pas être frappé des analogies entre les deux cas. Son crime stéréotypé, sans choix de la victime, sans aucun motif autrement explicable, avec ses mutilations sexuelles, appartient à un type pathologique défini, celui du crime sadique, plus compliqué, plus sauvage, que dans le cas du séminariste, mais au fond identique dans ses traits essentiels.

Il en diffère à vrai dire par quelques points propres à frapper l'esprit. Vacher dissimulait soigneusement ses crimes, et ne s'est point livré à la justice. Dans ses aveux et devant les experts il n'a rien dit qui ait fait penser à une obsession et à une lutte contre cette obsession. Malgré les tares profondes de son passé, malgré qu'il eût fait déjà un séjour dans un asile d'aliénés, les experts conclurent à sa pleine responsabilité et la guillotine termina sa carrière.

Certes, il faut admettre que la décision des experts fut prise en toute conscience, qu'ils ne subirent point l'emprise de l'indignation publique, et il ne nous appartient pas de les juger, mais après un quart de siècle écoulé, on peut penser qu'aujourd'hui devant un cas identique, à la lumière de faits mieux connus, leur décision serait autre, qu'elle enverrait le nouveau Vacher à sa véritable place qui est l'asile d'aliénés.

Cette évolution des idées médico-légales, déjà démontrée par le cas du séminariste postérieur de quelques années à l'affaire Vacher (et l'un au moins des experts connut des deux cas), est encore plus apparente dans la solution qui termina l'histoire non moins célèbre de l'ogresse Jeanne Veber, l'étrangleuse de petits enfants. A plusieurs reprises cette femme fut soupçonnée de meurtre dans des conditions singulières. Les enfants qu'elle avait en garde mouraient de façon inattendue et mystérieuse. Des erreurs déplorables des médecins légistes sur lesquelles il serait pénible et au demeurant inutile de s'appesantir, une campagne de presse absurde criant à l'erreur judiciaire, purent l'innocenter. Elle fut enfin surprise sur le fait en train d'étrangler un bébé. Soumise à une expertise médico-légale, elle fut internée dans un asile, et ce fut justice. Le rapport des experts n'a pas été publié, mais il est patent que celle-là aussi n'était qu'une sadique, une malade qui tuait pour tuer, pour le seul but d'obéir à une impulsion dont on ne peut imaginer qu'elle ait été autre chose qu'une monstruosité pathologique.

Le crime sadique dans tous ces exemples est bien en effet le type du crime morbide et uniquement morbide. La pleine conscience de leurs auteurs dans la préparation, l'exécution ou la dissimulation des actes, le caractère monstrueusement sauvage de leurs méfaits, peuvent à bon droit soulever l'indignation et crier vengeance. Mais ce sont là arguments d'ordre sentimental, et qui ne sauraient prévaloir contre des données positives scientifiquement établies en toute sérénité.

Si en droit britannique le critérium du discernement doit rejeter ces malheureux en dehors du cadre des irresponsables et les envoyer à la potence, en bonne logique, le critère que nous avons jusqu'ici adopté, de l'irresponsabilité liée au caractère essentiellement et uniquement pathologique des motifs criminels, nous fait un devoir, pénible peut-être, mais impérieux, de les considérer comme ayant accompli leurs actes en état de démence au sens de l'article 64.

A la vérité ceci suppose que l'asile où on les enfermera sera muni de portes solides, et que des mesures administratives ne provoqueront pas une libération singulièrement dangereuse. La législation actuelle ne donne peut-être pas à cet égard des garanties suffisantes, et il serait grandement désirable que des mesures législatives viennent organiser de façon convenable l'internement des aliénés criminels.

SEPTIÈME LEÇON

LA MOYENNE ET LA PETITE DÉLINQUANCE IMPULSIVES

La délinquance impulsive des exhibitionnistes, des délinquants sexuels des foules, des kleptomanes, des pyromanes. — Caractères morbides de cette délinquance; sa périodicité habituelle. — Elle entraîne l'irresponsabilité dans les cas-types. — Les impulsions non irrésistibles; preuves de l'irrésistibilité; la possibilité de la complaisance du sujet.

Les crimes abominables et terrifiants dont il vient d'être parlé ne constituent qu'une faible partie de la délinquance impulsive consciente. Ils restent en tout état de cause, des faits très exceptionnels. Bien plus fréquents et plus habituels sont des délits d'importance moindre au point de vue juridique et pénal, mais ces faits de petite et moyenne délinquance impulsive ont avec les premiers une analogie frappante au point de vue médical et psychologique.

On y retrouve notamment à des degrés variables l'élément d'ordre sexuel dont nous avons déjà vu l'importance chez les grands criminels impulsifs appartenant presque exclusivement au sadisme. Les exhibitionnistes, les délinquants sexuels des foules, les kleptomanes, les pyromanes même dont nous allons nous occuper successivement en sont les principaux types.

I. — *Les exhibitionnistes* sont des individus dont de temps à autre la grande presse conte à mots couverts les exploits spéciaux en leur donnant le titre classique de « satyres ».

Nous connaissons déjà pour l'avoir étudié précédemment l'exhibitionnisme démentiel du paralytique général et du dément sénile, dont nous savons qu'il ne comporte si on peut dire qu'une sexualité fruste et à peu près inconsciente, infantile en un sens parce que d'un côté il n'y a pas de recherche d'une satisfaction sexuelle à proprement parler et que d'un autre côté le malade n'a plus la notion de l'indécence fondamentale de tels actes. Le satyre des journaux est un personnage psychologiquement très différent.

Le fait essentiel est bien toujours l'exhibition

des organes génitaux, mais le satyre se livre à cette exhibition indécente dans le but parfaitement conscient de se procurer une satisfaction que les individus normaux recherchent dans les rapports sexuels ; il en connaît le caractère indécent, immoral et illégal, et à l'encontre du dément il prend toutes les précautions nécessaires pour se soustraire aux conséquences fâcheuses qu'il prévoit sans peine.

Il choisit le lieu et le moment favorables. Il lui faut un endroit public, mais où cependant il ne passe pas trop de monde à la fois, et où existent des abris propices à favoriser l'embuscade d'abord, la fuite ensuite. Les squares avec leurs massifs, les rues écartées et peu passantes, les routes sous bois, remplissent ces conditions ; la nuit ou mieux la demi-obscurité d'entre chien et loup comme on dit, pour des raisons identiques, sont les meilleurs moments.

Le satyre va donc se dissimuler, et attendre sa victime au passage. Ce sera une victime choisie, non pas personnellement, mais génériquement : une femme isolée, ou un petit groupe de femmes sans chevalier servant. Certains attendront plus longtemps pour avoir une victime d'un certain âge préféré, dédaignant les femmes mûres pour les fillettes ou vice versa ; d'autres seront plus éclectiques ou moins difficiles et prendront la première femme qui se présentera. Plus rarement, le satyre teinté d'homo-sexualité attendra le passage d'un enfant mâle.

L'acte de l'exhibition est très simple et très rapide. Surgissant brusquement et congrument déboutonné, le satyre montre sa verge qui peut être en état d'érection, mais qui peut aussi rester complètement flaccide. Dans les cas types et le plus habituellement il ne parle pas si ce n'est pour attirer l'attention d'une spectatrice distraite ; plus rarement encore il accompagne son geste ostentatoire de manœuvres plus ou moins ébauchées de masturbation. Il veut uniquement « être vu ».

Et sitôt qu'un geste d'effroi ou un cri vient lui montrer que l'effet attendu est produit, tel le timonier qui rentre ses pavillons dès qu'il a vu monter au mât de l'autre navire le signal « aperçu », il s'empresse de déguerpir, gagne le large à la faveur des obstacles et de l'obscurité. Quand la victime revenue de sa stupeur donne l'alarme il est loin, et de fait ce n'est le plus souvent qu'après une série plus ou moins longue et à la faveur d'un hasard, de la présence d'esprit d'une femme forte ou de la venue inopinée de passants du sexe fort que le satyre est pris sur le fait et arrêté.

L'acte est ainsi schématique, stéréotypé, toujours le même à quelques détails près. Réduit à ses seuls caractères objectifs il apparaît déjà comme franchement morbide, anormal tout au moins, justement parce que le satyre paraît se contenter de ce que les autres hommes, circonstances de temps et de lieu mises à part, ne considèrent que comme un prélude à l'acte sexuel seul capable de leur procurer la satisfaction physiologique normale.

L'étude subjective des mobiles, fournie par l'examen psychiatrique de l'exhibitionniste, confirme pleinement cette idée de morbidité. L'observation de ces individus nous montre en effet qu'assez indifférents dans la règle aux attraits de la sexualité normale, ils trouvent dans le seul fait de montrer leurs organes génitaux une volupté intense, quelquefois proche de la normale en ce sens que l'exhibition entraîne l'éjaculation, mais d'autres fois d'un ordre plutôt psychique, l'orgasme vénérien ne se produisant pas.

A vrai dire on peut trouver au moins à l'état d'ébauche chez l'homme normal un état psychosexuel de ce genre. Freud, le célèbre initiateur de la psychanalyse et du pansexualisme, parle du « plaisir préliminaire » comme d'un goût fort répandu. L'exhibitionnisme préalable est pour certains un préliminaire indispensable de l'acte sexuel normal. Mais il ne saurait remplacer cet acte lui-même qui reste l'épilogue nécessaire, et en cela cet exhibitionnisme qui s'exerce du reste à huis clos, reste normal et physiologique. Le caractère pathologique par contre apparaît dès lors que le prologue se confond avec l'épilogue.

En outre l'exhibitionniste est avant tout un obsédé. Le besoin de sa satisfaction particulière l'obsède à la manière dont nous avons vu le désir homicide obséder d'autres sujets. Comme eux il lutte contre son obsession dans la pleine conscience de son immoralité et à tout le moins des risques qu'il va courir. Et comme les autres besoins morbides celui-là acquiert une force singulière dont certainement les gens normaux ont quelque peine à se faire une idée.

II. — *Les délinquants sexuels des foules*, à l'encontre des précédents, recherchent la foule, la grande publicité. Ils ont eux aussi une déviation sexuelle qui leur fait rechercher la satisfaction caractéristique dans des actes beaucoup plus que l'exhibitionnisme étrangers en apparence à l'exercice normal de la fonction sexuelle normale. Leur déviation sexuelle est spécialisée dans un mode toujours le même, et on peut ainsi les diviser en catégories. Juridiquement leurs délits sont beaucoup plus variés et si dans certains cas il s'agit indiscutablement d'attentats à la pudeur, dans d'autres on ne relève que des faits qualifiés violences, coups et blessures ; le fondement sexuel ressort néanmoins de l'étude des mobiles.

Les fétichistes qui trouvent leur satisfaction dans la manipulation de certains objets à l'usage des femmes, comme certaines parties du costume féminin, peuvent à l'occasion découper dans des robes des morceaux d'étoffe qui leur serviront ultérieurement à la masturbation à moins que toute leur joie ne réside uniquement dans le seul fait de manier furtivement les ciseaux sur une robe qui leur plaît. Une variété plus dangereuse et qui s'apparente aux petits sadiques est celle des coupeurs de nattes, qui sectionnent les nattes des fillettes et les emportent précieusement quand grâce à leur précautionneuse habileté ils réussissent à filer leur coup accompli.

Les sadiques dont nous avons déjà vu des exemples tragiques ne sont pas tous, il s'en faut, des meurtriers. L'essence du sadisme est la recherche de la satisfaction sexuelle dans le fait de faire souffrir, et de même qu'il existe des degrés dans la souffrance, il y a de petits sadiques bien plus nombreux que les grands, fort heureusement, et qui savent se contenter de peu. Au lieu du meurtre à grand fracas, des éventrations et du dépeçage, ils recherchent simplement l'occasion de faire un tout petit peu souffrir, de faire couler quelques gouttes de sang. Quelques-uns dans le mystère des chambres closes se paient le luxe coûteux de filles besogneuses prêtes pour de l'argent à se laisser piquer, pincer ou mordre. Mais d'autres connus sous la dénomination générique et caractéristique de piqueurs de fesses, veulent au contraire le grand jour et le risque. Dans les foules pressées, recherchant de préférence les femmes aux formes bien saillantes, ils enfoncent brusquement dans leurs fesses une épingle bien pointue ou un canif, et s'esquivent aussitôt. Des sadiques plus modestes à goûts plus symboliques déchirent seulement ou salissent les robes.

Les frôleurs sont gens plus pacifiques ; ils se

frottent aux femmes de façon indécente et avec insistance, escomptant, ceux-là, une certaine complaisance qu'ils rencontrent quelquefois il faut bien le dire. Certes il y a parmi eux une majorité de malotrus et de farceurs impudiques qui n'ont rien à voir avec la pathologie, mais il en est aussi qui sont de véritables malades dont toute la vie sexuelle n'a pas d'autre but que la recherche de ce frôlement spécial, dans des conditions telles quant au lieu et au choix de la partenaire, et aussi quant à la répétition habituelle de l'acte, qu'il est pour ainsi dire impossible d'y trouver d'autres raisons que des raisons d'ordre pathologique.

III. — *Les kleptomanes* ou impulsifs du vol se divisent en deux groupes distincts encore qu'apparentés l'un à l'autre. D'un côté on trouve les kleptomanes purs, collectionneurs d'une espèce particulière, poussés à subtiliser partout où la chose est possible, en particulier aux étalages, des objets dont ils n'auront jamais à faire usage et dont le seul prix à leurs yeux consiste dans leur provenance illicite ; ils ont généralement une certaine spécialisation, volant de préférence des objets toujours les mêmes : pièces d'étoffe, rubans, bibelots, etc.

D'un autre côté on rencontre des kleptomanes sexuels. Ce sont des fétichistes dont la manie érotique est entravée par l'insuffisance de leurs moyens pécuniaires et qui volent les objets dont ils ont besoin pour satisfaire leur passion, ou d'autres plus compliqués pour lesquels l'objet n'a de valeur au point de vue de la satisfaction sexuelle qu'à la condition de provenir d'un vol. Les uns et les autres volent ainsi des pièces de soie, des mouchoirs, des bas de femmes qu'ils emportent pour, à huis clos, les contempler amoureusement ou les faire servir à des manœuvres masturbatoires. Dans un cas rapporté par Thoinot on trouva dans la chambre d'un individu de ce genre un stock formidable de mouchoirs neufs. Il ne se servait jamais plus d'une fois du même mouchoir ; il les lui fallait neufs absolùment.

IV. — *Les pyromanes* sont des incendiaires amateurs si on peut dire. Ils mettent le feu à une maison, à un bois, à une meule de fourrages pour le plaisir morbide de voir le feu, et aussi quelquefois pour une curiosité de la peine d'autrui qui n'est pas sans quelque parenté avec le sadisme.

Tous ces délinquants très dissemblables au

premier abord, appartiennent cependant à la même famille, et dès qu'on analyse soigneusement d'une part les circonstances de leurs actes délictueux et d'autre part les symptômes proprement morbides qu'ils présentent on retrouve chez bon nombre d'entre eux les grands caractères fondamentaux de la délinquance pathologique.

Par leurs antécédents héréditaires, par les anomalies de leur *curriculum vitae*, par un nombre plus ou moins grand de stigmates physiques ou mentaux, ils appartiennent à ce groupe un peu trop compréhensif que Magnan appelait la dégénérescence mentale. Fils d'aliénés, de névropathes ou d'alcooliques, ils ont montré dès l'origine même de leur personnalité psychique une constitution mentale anormale. Au point de vue particulier de la sexualité, ils sont originellement des masturbateurs précoces et invétérés, des pervers homo-sexuels, fétichistes ou sadiques, mais toujours des frigides en ce qui concerne les actes normaux qui les laissent complètement indifférents quand ils ne leur inspirent pas une profonde aversion.

La qualité même de l'impulsion à laquelle ils sont soumis est frappante par son exclusivité et sa constance. Leur spécialisation sexuelle débute

dès la jeunesse et elle se conserve ensuite identique au cours de leur vie, en sorte que leurs
délits toujours semblables sont dans une large
mesure prévisibles pour un médecin averti au
même titre que les symptômes d'une maladie
connue.

Enfin l'impulsion, facteur de la délinquance,
apparaît chez eux d'une manière périodique ;
comme dans bien d'autres maladies chroniques
du système nerveux, il existe des phases plus ou
moins longues d'activité où l'obsession impulsive se manifeste et absorbe la plus grande partie sinon la totalité de l'activité mentale, et des
périodes de latence et de tranquillité psychique.

Les phases d'activité débutent parfois brusquement, d'autres fois de façon progressive. Vite
l'obsession s'impose au sujet qui lutte d'abord ;
elle emplit le champ de sa conscience à la
manière d'un besoin organique impérieux. Et la
preuve en est fournie par ce fait que certains
bravent pour satisfaire l'impulsion qui les tor-
ture des dangers certains et dont ils perçoivent
nettement la certitude. Témoin le cas d'un
exhibitionniste observé par M. Anglade qui
luttant contre son impulsion et n'en pouvant plus,
finit par faire le fâcheux geste devant une femme

qui passait dans un square alors qu'il se savait guetté et observé par un gardien. Il savait bien qu'il allait être arrêté, et il le fut sur-le-champ.

L'impulsion satisfaite, au moins pour un temps le sujet se trouve soulagé, délivré de l'obsession. Nous avons déjà insisté sur ce phénomène constant ; avec la lutte préalable il caractérise l'impulsion morbide et on le retrouve dans toutes les confessions spontanées de ces malheureux.

La période d'activité impulsive passée, tel l'aliéné périodique qui redevient lucide au lendemain de sa période délirante, l'impulsif se retrouve calme, débarrassé de son impulsion. Certains, conscients et malheureux profondément de leurs anomalies dont ils redoutent le retour, essaient pendant cette accalmie de reprendre une vie sexuelle normale, à quoi ils ne réussissent guère dans la règle.

Les caractères de la délinquance sont en rapport avec ces caractères de l'état pathologique dont elle ne fait que traduire l'évolution. Elle est en effet périodique et à répétition. A chaque instant on revoit dans le cabinet des juges d'instruction des gens déjà arrêtés à plusieurs reprises et à intervalles plus ou moins éloignés pour les mêmes délits caractéristiques.

Cette délinquance, pour les mêmes raisons, offre dès l'abord une discordance évidente et frappante avec la vie habituelle et la personnalité sociale du délinquant. Tel exhibitionniste ou kleptomane est représenté par les renseignements de police comme un personnage habituellement correct, bien élevé et bien considéré, parfois éminent par sa culture intellectuelle et sa position sociale.

Tout cela montre sans contestation possible qu'à la base des actes délictueux de caractère particulièrement révoltant de cette sorte de gens, il existe un état franchement pathologique; leurs délits sont en réalité des réactions ou des symptômes morbides. Une preuve encore plus évidente en est fournie par ce fait bien connu des médecins neurologistes et psychiatres que le nombre des impulsifs connus de la justice ne représente qu'une minorité. Beaucoup d'autres se rendant compte de la nature de leur état, ayant lutté plus ou moins victorieusement contre leurs impulsions dont ils ont horreur, et craignant la défaite avec toutes ses conséquences sociales et pénales, viennent demander au médecin de les guérir, de les interner au besoin au moment surtout où un malaise connu d'eux seuls vient les avertir que la période d'activité impulsive est proche. Pour eux ce thème de dramaturge du fou qui sentant sa folie le gagner vient *proprio motu* chercher à l'asile un refuge contre lui-même, devient une réalité.

Quand tous les caractères précédents sont réunis, la nature pleinement morbide de la petite délinquance impulsive, comme pour la grande, est donc incontestable. Ces délinquants appartiennent au domaine médico-légal; ce sont des irresponsables d'après tous les critères que nous avons étudiés jusqu'ici, les critères scientifiques du moins et le critère juridique de l'article 64 du Code pénal français. Car, avec le critère britannique du discernement, la pleine conscience qui ne les abandonne pas, en fait des responsables. Et comme pour les délirants chroniques le caractère archaïque et anti-scientifique de cette dernière conception, soulève dans les consciences médicales un sentiment bien compréhensible d'étonnement.

Mais nous trouvons dans cette étude de la petite délinquance impulsive une difficulté nouvelle, que nous n'avions pas encore rencontrée, et qui va désormais surgir à chacune des étapes qui nous restent à parcourir. Elle provient du fait qu'à côté des cas types indiscutables il en est beaucoup d'autres où les caractères proprement morbides sont moins nets, quelquefois à peine esquissés et difficiles à admettre.

C'est en effet l'irrésistibilité de l'impulsion qui entraîne l'irresponsabilité, et souvent on peut concevoir un doute sur cette irrésistibilité; on peut se demander si vraiment le prévenu a bien lutté contre son impulsion autant qu'il veut bien le dire, si même il n'a pas mis à la satisfaire une certaine complaisance.

Nous savons pertinemment que toutes les impulsions pathologiques ne sont pas nécessairement irrésistibles; nous en avons la preuve dans l'observation de beaucoup de cas où les malades ont résisté victorieusement, au besoin à l'aide de substitutifs, et au prix de grandes souffrances morales. Nous ne pouvons cependant admettre *a priori* que l'accomplissement de l'acte obsédant révèle nécessairement le caractère irrésistible de l'impulsion.

Il nous faudrait donc un critère objectif de l'irrésistibilité, et il ne saurait en exister dans un domaine essentiellement subjectif. Force est aux experts en pareil cas de rechercher des présomptions fortes et aussi nombreuses que possible, dans une analyse serrée. A ce point de vue trois ordres d'éléments ont une grande importance. Ce sont :

1. Les aveux, quand leur teneur apparaît absolument conforme aux données positives de la psychiatrie en matière d'impulsions, notamment en ce qui concerne l'évolution par périodes.

2. La discordance de l'acte incriminé avec la vie ordinaire de l'inculpé, avec ce qu'on sait de ses habitudes sociales, et aussi la place, si on peut dire, que tient l'impulsion dans son activité au cours des périodes morbides.

3. Enfin l'horreur ou le caractère absurde, anormal de l'acte incriminé, facteurs qui, avec la considération des dangers courus, sont de nature à faire admettre une impulsion très forte.

Reste néanmoins la question angoissante de savoir si l'impulsion étant tout à fait vraisemblable, l'inculpé n'a pas mis une certaine complaisance à la satisfaire. C'est alors l'étude attentive des faits eux-mêmes qui pourra souvent la faire ressortir, comme dans le cas suivant.

Un homme de 56 ans, brave homme rangé, père de famille et bon époux, a pris peu à peu l'habitude en se rendant à la pêche, sa distraction favorite, d'exhiber sa verge à des jeunes filles, ses voisines, dans un chemin peu fréquenté. Accueilli par un singulier mélange de protestations indignées et de moqueries presque encourageantes, il s'était enhardi jusqu'à agrémenter son geste de plaisanteries ultra-gauloises. Les jeunes filles ne s'étaient point plaintes à proprement parler; elles avaient quelque peu bavardé seulement et c'était une lettre anonyme qui avait averti le parquet.

Cet homme avouait tout et ne trouvait aucune raison à alléguer. Il n'était ni dément ni délirant; il n'avait même aucun degré constatable d'affaiblissement psychique. Rien dans ses aveux, ni dans les circonstances des faits incriminés, n'éveillait l'idée d'une impulsion pathologique au sens de celles que nous avons étudiées. On pouvait cependant se demander si son âge, et il était comme on dit plus vieux physiologiquement que son état civil, n'avait pas amené chez lui une déchéance mal définie atteignant d'abord le sens moral.

Ce doute n'était point suffisant pour entraîner l'irresponsabilité, et la complaisance était évidente. Ses victimes mêmes faisaient presque figure de complices au moins passives. Cependant l'idée de responsabilité entraînant la pénalité intégrale, s'accordait mal avec le doute même léger dont il vient d'être question.

Les cas de ce genre où la discrimination du pathologique et de l'intention délictueuse est malaisée, voire impossible, sont fréquents. Les kleptomanies épisodiques de la grossesse, si souvent invoquées comme excuse de vols à l'étalage, sont du nombre. Ce sont eux qui posent le problème troublant qui nous reste à étudier, celui de la responsabilité atténuée.

HUITIÈME LEÇON

LA NOTION DE RESPONSABILITÉ ATTÉNUÉE

Origine de la notion de responsabilité atténuée. — Les formules de Régis et de Grasset. — La responsabilité atténuée est pratiquement à envisager comme liée à l'insuffisance des facteurs psychiques, de la capacité de résistance aux impulsions délictueuses. — Les moyens d'appréciation de cette capacité; les sanctions pratiques. — L'insuffisance du discernement; cas des imbéciles et des débiles mentaux. — Les cas où la responsabilité atténuée s'impose sont très rares.

La suite logique du développement des faits successivement étudiés dans les précédents chapitres, nous amène maintenant à envisager une question particulièrement épineuse, embrouillée et mal définie, celle de la responsabilité atténuée.

Cette notion apparaît comme un produit de l'évolution des idées psychiatriques, et on est d'autant mieux porté à lui attribuer une origine purement médicale qu'elle ne figure pas dans le Code pénal, au moins de façon explicite. C'est là une erreur, car en réalité l'atténuation de la responsabilité pénale est originellement une notion juridique. Le droit pénal a créé le principe général et la médecine n'a fait qu'y adapter certaines de ses acquisitions et de ses données au cours des dernières années du xix· siècle. La notion fondamentale est le principe moral et juridique de la proportionnalité entre la pénalité et l'intention délictueuse.

Un théoricien de l'ancien droit pénal, Muyart de Vouglans, écrivait en 1670 dans son ouvrage « Les lois criminelles » : « Pour que l'état actuel de l'accusé lors du crime puisse donner lieu à la modération de la peine, il faut que cet état soit tel qu'on puisse dire qu'il ne lui laissait point l'entière liberté de son esprit ni une parfaite connaissance du mal qu'il faisait ». Le Code pénal de 1810 consacre implicitement ce principe en laissant au juge la faculté de graduer la peine dans certaines limites. La législation postérieure sur les circonstances atténuantes, accentue encore la tendance; par le caractère volontairement vague et imprécis de la déffini- tion, elle laisse une grande latitude aux juges ou aux jurés pour apprécier, si on peut dire, le quantum de l'intention délictueuse et abaisser la peine en conséquence au-dessous même du minimum normal. Or, admettre une diminution possible de l'intention délictueuse, c'est bien admettre une atténuation de la responsabilité, et si le mot n'est pas dans les lois, la chose y existe incontestablement.

La conception juridique des circonstances atténuantes allait trouver un champ d'application tout prêt dans le domaine de la psychiatrie médico-légale. Il est, en effet, d'observation courante qu'entre la parfaite santé psychique et l'aliénation mentale confirmée il n'y a pas une barrière bien nette et linéaire, mais plutôt une vaste zone intermédiaire aux limites indécises dont les occupants seraient les demi-fous suivant une expression qui a fait fortune dans la littérature. Et à ces demi-fous, quand d'aventure ils deviennent délinquants, l'idée venait tout naturellement d'accorder le bénéfice des circonstances atténuantes en raison de leur état de semi-folie.

En effet les deux éléments constitutifs de la responsabilité pénale étant les deux caractéristiques de l'homme normal, la liberté et l'intelligence, on conçoit, d'un point de vue théorique très général et sans s'embarrasser de subtilités psychologiques, qu'un état pathologique quelconque puisse retentir de deux façons sur la responsabilité, soit qu'il diminue l'élément liberté en restreignant plus ou moins, sans toutefois l'annihiler complètement, la capacité de résistance volontaire aux incitations criminelles, soit qu'il diminue le discernement, c'est-à-dire la capacité de distinguer la valeur morale et sociale des actes. Dans le premier cas le sujet, tout en se rendant parfaitement compte du caractère délictueux de l'acte, n'a pas à sa disposition de par son état pathologique l'intégralité de la puissance de résistance que pourrait opposer un individu normal aux incitations délictueuses. Dans le second, le défaut de discernement l'empêche d'attribuer à son acte toute l'importance éthique et sociale qu'il comporte en réalité. Dans les deux cas l'état pathologique du délinquant le met dans les conditions requises par l'aphorisme de Muyart de Vouglans.

Du point de vue théorique et très général qui est celui du droit, rien de plus facile à concevoir. Du point de vue médico-légal la tâche pratique est singulièrement difficile. Il s'agit de faire au delà des frontières du domaine de l'ir-responsabilité une nouvelle délimitation, celle de la zone intermédiaire, et malheureusement on n'y trouve plus que des types vagues, indécis, dont les caractéristiques cliniques manquent de précision.

On a essayé cependant d'en donner des formules générales. Le Maître bordelais Régis disait : « La responsabilité est atténuée dans la mesure de l'atteinte pathologique ».

Grasset, le Maître de Montpellier, substituant à la formule étroitement médicale de Régis une formule plus large conçue en termes biologiques et philosophiques, a écrit : « La responsabilité est fonction de la normalité des neurones psychiques » ; à ceux dont les neurones ont subi une altération profonde, aux fous, convient l'irresponsabilité complète ; à ceux dont les neurones sont malades à un moindre degré, aux demi-fous, convient la demi-responsabilité.

Théoriquement, l'une et l'autre formule sont parfaitement claires ; pratiquement, et dès qu'on veut les prendre pour guides, les objections surgissent. Il ne convient guère de s'arrêter à celle qui leur reproche de vouloir instituer une sorte de dosage de la responsabilité, chose par définition impossible à mesurer. C'est là de la scholastique toute pure, à laquelle Régis a déjà répondu par le bon sens, en usant des termes de responsabilité largement ou légèrement atténuée, qui impliquent plutôt une notion qualitative qu'une mesure au sens scientifique.

L'objection plus grave et fondamentale réside dans l'extensibilité indéfinie des deux formules. Elles sont trop compréhensives, et même exclusives de toutes limites. Et il n'est pas habituel en matière de science positive de procéder par voie déductive, en partant de principes généraux pour résoudre les cas particuliers.

C'est ceux-ci qu'il faut étudier d'abord, en allant des plus simples aux plus complexes, et recherchant les critères par voie inductive. Nous avons procédé ainsi pour les irresponsables, et nous avons trouvé dans le caractère exclusivement pathologique des mobiles le critère fondamental et constant de l'irresponsabilité totale.

Faisons de même pour la responsabilité atténuée, en acceptant à l'origine seulement deux données directrices, dont la première est le bien-fondé de la conception théorique et générale, et la seconde d'ordre pratique est constituée par l'existence de l'atténuation de la pénalité comme corollaire de l'atténuation de la responsabilité, celle-ci servant de mesure réelle de celle-là.

Nous avons déjà dit que la question se posait d'elle-même à la conscience de l'expert pour certains obsédés impulsifs, en raison des différences constatées dans leur capacité de résistance à l'impulsion. Nous avons déjà donné les éléments à l'aide desquels l'expert pourra tenter d'apprécier le degré d'irrésistibilité de l'impulsion et inversement le degré de complaisance de l'inculpé. Si cette étude montre que celui-ci cède trop facilement, qu'il se laisse aller à ses habitudes fâcheuses sans trop de peine, la notion de l'origine morbide n'en subsiste pas moins ; elle apporte la certitude de l'existence d'un élément non négligeable, et il faut bien reconnaître que si pour un tel malade la résistance à l'incitation délictueuse n'est pas absolument impossible, elle est tout le moins fort difficile. Nul doute que biologiquement sa responsabilité ne soit atténuée.

Mais en médecine légale il faut tenir compte d'un autre facteur. Ce facteur, dont certains voudraient voir le médecin se désintéresser complètement, à tort selon moi, est le degré d'intimidabilité du délinquant, c'est-à-dire la mesure dans laquelle il est susceptible d'être retenu dans la satisfaction de sa tendance impulsive par la perspective de la peine.

Si par exemple l'examen psychiatrique fait constater une obsession accaparant tout le champ de la conscience, dirigeant despotiquement et orientant toute la vie active, nul doute que l'action intimidante de la peine ne doive être nulle ; elle serait inutile et même odieuse. Par contre, d'autres fois, quand on entrevoit un certain degré de complaisance, quand il est manifeste que la satisfaction des impulsions morbides constitue plutôt une mauvaise habitude chronique facilement subie, qu'une véritable maladie périodique, la question se pose de savoir si une pénalité même légère ne pourrait pas jouer un certain rôle thérapeutique ou prophylactique.

A défaut des experts et sans leur intervention le bon sens populaire résout la difficulté dans ce sens pour les dames kleptomanes bien connues des inspecteurs des grands magasins. Quand elles sont prises sur le fait, elles sont conduites discrètement à la direction où on les invite à restituer les objets volés et à verser une amende

quasi-volontaire au profit d'une œuvre de bien-
faisance, et cela suffit parfois pour les empêcher
de recommencer. L'admonestation au commissariat est une pénalité plus élevée. En cas de
récidive et si la justice est saisie, une peine
atténuée peut avoir une action encore plus efficace et cette perspective justifie jusqu'à un
certain point l'atténuation de la responsabilité.
A certains il serait bon à mon sens de pouvoir
donner le choix entre la prison et l'asile.

En somme, la responsabilité atténuée ne
s'applique aux obsédés impulsifs que dans des
cas assez rares.

Il n'en va pas de même quand il existe une
insuffisance manifeste du discernement, quand
l'inculpé tout en sachant qu'il faisait mal, ne se
rendait que très incomplètement compte de la
valeur de son acte, comme dans la délinquance
des *imbéciles* et des *débiles mentaux*.

La loi pénale, très justement, dans la répression de la délinquance des mineurs pose la
question préalable du discernement. Or la délinquance des imbéciles et des débiles offre avec
la délinquance infantile la plus grande ressem-
blance, au point de vue qui nous occupe.

Comme l'enfant en effet, l'imbécile au moment

où il se décide à agir ne fait qu'un jugement incomplet. Il ne réfléchit pas, n'entrevoit qu'incomplètement les conséquences et la portée de sa détermination. Il ne voit que la suite immédiate de ses actes dans le temps, et est incapable d'en prévoir les répercussions au delà de son champ restreint d'observation personnelle.

Ceci parce que ses fonctions psychiques sont frustes et qu'il ne peut disposer pour ses opérations intellectuelles de toutes les acquisitions et de toutes les synthèses mentales qui conditionnent la liberté pratique de l'homme normalement développé. Il peut ainsi accomplir des actes d'une haute gravité morale et sociale, auxquels son intellect restreint n'attache qu'une minime importance. Pour parler le langage des théologiens, il prend pour un péché véniel ce qui peut être un péché mortel. Par là aussi il accepte facilement les suggestions d'autrui, et il devient sans peine et sans résistance un complice commode pour des malfaiteurs roublards et avisés.

Qu'il ait agi seul et pour son propre compte ou pour le compte d'un autre qui l'a trompé, l'imbécile apparaît donc sans conteste comme le type de l'individu partiellement responsable,

responsable seulement dans la mesure où il a pu discerner le mal.

Des exemples concrets feront mieux comprendre l'évidence de cette proposition. En voici deux appartenant le premier à la délinquance militaire, le second à la délinquance commune.

Le premier cas m'est personnel. Il s'agit d'un paysan de trente-quatre ans, domestique de ferme, totalement illettré malgré qu'il eût fréquenté l'école jusqu'à quatorze ans, mobilisé avec sa classe pendant la guerre. Il était inculpé devant un Conseil de Guerre du front de désertion devant l'ennemi. Il avait été pendant un an un soldat docile mais singulièrement borné. Travailleur infatigable pour les travaux de terrassement, il s'était dès le principe montré complètement inapte à toute besogne proprement militaire, sachant mal manier le fusil Lebel, et on se gardait bien de le placer en sentinelle ou de l'envoyer en patrouille, redoutant de sa part les pires méprises. Il n'avait du reste sur la guerre à laquelle il prenait part que des notions vagues. Il savait que de l'autre côté du front il y avait des individus surnommés les Boches qui envoyaient des coups de fusil et de canon dont il fallait se garer, mais pour le surplus, il ne cherchait point à en comprendre davantage et subissait passivement la tourmente comme dans sa vie antérieure de serf obscur attaché à la glèbe, il avait subi les orages ou la pluie. Cet imbécile notoire avait un passé caractéristique. Après son service actif il s'était marié, mais sa femme l'avait abandonné, et contre cet abandon il n'avait trouvé d'autre recours que celui du garde champêtre qui à ses yeux représentait sans doute la plus haute autorité. Valet de ferme, il avait toujours été voué aux travaux de force, étant incapable de la moindre initiative. Son casier judiciaire était vierge, son honnêteté n'avait jamais été mise en doute, et à part un goût un peu vif pour la dive bouteille il n'avait aucun gros défaut.

Habituellement respectueux de l'autorité, ce doux imbécile se fâcha tout rouge un jour où il crut s'apercevoir qu'il n'avait pas reçu sa ration complète de vin, et pareil fait s'étant reproduit le lendemain malgré ses réclamations, il partit sans crier gare, laissant ses armes, mais emportant sa musette garnie et son bidon, dégoûté du métier. Où allait-il, il n'en savait rien, ne connaissant point le pays et n'ayant aucun but précis. Il partit dans la direction opposée à celle où il savait être l'ennemi, la jugeant moins dangereuse, et erra sur les routes, évitant seulement avec soin les cavaliers dans lesquels son expérience bornée des choses militaires lui faisait redouter le véritable ennemi : le gendarme. Après avoir parcouru en plusieurs jours un nombre respectable de kilomètres, les vivres de sa musette épuisés, il vint demander asile à une ferme où justement, par un malencontreux hasard, cantonnaient des gendarmes. Il fut appréhendé, mais son aspect était tel, et ses réponses tellement embarrassées que de prime abord il fut soumis à une expertise dont je fus chargé.

En l'interrogeant, ce qui n'était guère facile, car il était malhabile à faire des phrases un peu longues, il devenait manifeste que cet homme savait fort bien avoir fait quelque chose de défendu, mais la gravité d'une désertion devant l'ennemi lui échappait. Dans son esprit, il comparait son départ avec ce qu'il savait de son temps de service à la caserne, où il avait vu des camarades punis de prison pour avoir sauté le mur, comme on dit en argot militaire. Physiquement, c'était un microcéphale au front fuyant, mal bâti, avec de multiples stigmates de dégénérescence. Quant à son intellectualité elle était très restreinte, comme le montre son *curriculum vitæ*, sans entrer dans de plus amples détails : c'était au total un type achevé de l'imbécile des psychiatres, celui que Bourneville définissait : un idiot élevé en dignité.

Il ne me parut pas possible de conclure à l'irresponsabilité totale, en raison de ce qu'il lui restait indéniablement une notion de la faute commise, de ce que cette faute en elle-même n'était point un fait pathologique, et de ce qu'on ne pouvait vraiment pas le considérer comme en état de démence au moment de son départ. Mais de toute évidence la responsabilité de ce singulier déserteur n'était point entière en raison de l'insuffisance manifeste de son discernement. Et sur ma conclusion d'une large atténuation de responsabilité, il fut acquitté, le Conseil de guerre ayant estimé sans doute qu'il suffirait d'une peine disciplinaire pour sanctionner une faute qui dans l'esprit de son auteur n'avait pas d'autre portée. J'ajoute que le héros de cette histoire était en somme très utilisable comme soldat, mais que sa place n'était évidemment pas dans une formation combattante.

Le cas de délinquance civile que je vais maintenant citer a été rapporté en 1908 par un aliéniste dont j'ai le regret de ne pouvoir partager les conclusions. Un imbécile de 18 ans, illettré, domestique de ferme, éprouvant des désirs sexuels impérieux, mais ne sachant point parler aux filles et malhabile sans doute à leur plaire, éprouve à plusieurs reprises des échecs dans ses tentatives auprès de diverses représentantes du beau sexe. Un beau jour dans la campagne, prenant la manière forte et sans paroles superflues, il culbute une femme d'âge respectable dans un fossé, et sans toutefois exercer de véritables violences réussit à la posséder, après quoi il s'en va en riant, tout heureux de son exploit digne de l'âge de la pierre polie. L'expert crut pouvoir assimiler cet acte de naturelle sauvagerie à une impulsion pathologique analogue à celles dont il a été question plus haut et conclut à l'internement. La conclusion me paraît au moins exagérée, car dans l'observation il n'existe aucune raison de croire à une impulsion pathologique au vrai sens du mot. L'acte brutal de l'inculpé n'a aucun caractère pathologique ni en lui-même ni dans sa préparation. Il apparaît comme la satisfaction d'un désir en somme physiologique et normal, dans des conditions qui révèlent seulement un certain défaut dé discernement chez son auteur. Celui-ci s'il savait mal faire en prenant une femme sans son consentement préalable, ne pensait point sans doute, dans son étroite cervelle lui causer un grave préjudice, en faisant une chose qui après tout ne lui ferait pas mal.

Du point de vue psychologique, l'insuffisance de discernement est patente dans ce cas, mais elle n'est pas totale. Les conditions de l'atténuation de la responsabilité sont donc remplies.

Et si on fait entrer en ligne de compte les conséquences de la décision de l'expert, la supériorité de cette dernière solution est indéniable. En effet, l'internement qui est la sanction pratique de l'irresponsabilité totale, constitue presqu'une absurdité s'appliquant à un individu en somme susceptible d'une certaine utilisation sociale et que du reste il aura fallu relâcher bien vite en l'absence de tout phénomène pathologique caractérisé, car il serait excessif de considérer ainsi des désirs sexuels même chez un imbécile avéré.

Par contre, les imbéciles sont intimidables, et s'il n'est que juste de tenir compte de leur infirmité d'esprit pour atténuer la peine qu'ils encourent, il est infiniment probable que cette peine peut avoir une action favorable en renforçant chez eux la crainte du gendarme, morale peu élevée peut-être, mais qui a du moins le mérite d'être accessible aux intelligences bornées.

Nous venons ainsi de voir des cas où la notion de responsabilité atténuée s'impose impérieusement à l'esprit de l'expert et aussi au sens commun ; elle n'est pas même discutable et point n'est besoin de faire intervenir les formules citées plus haut. Mais la délinquance des imbéciles n'est pas très fréquente, et si nous ne trouvons pas d'autres exemples l'atténuation de la responsabilité apparaîtra comme exceptionnelle.

Or il se trouve que dans l'esprit de beaucoup et dans la logique des formules son champ d'application est beaucoup plus étendu. Il nous reste à voir si cette extension est vraiment légitime et c'est ce qui sera fait dans les suivants chapitres.

NEUVIÈME LEÇON

LA DÉLINQUANCE DES NÉVROPATHES

La délinquance banale de sujets présentant par ailleurs
des signes d'un état névropathique caractérisé, épilepsie
ou hystérie. — Cas de l'épileptique inculpé de violences. — Cas de l'hystérique empoisonneuse. —
Critique de l'opinion traditionnelle qui admet en pareil
cas l'atténuation de la responsabilité. — Conséquences
pratiques de cette opinion plus sentimentale que
scientifique. — Conclusions pratiques.

Fidèles à notre méthode expérimentale, et
allant toujours du simple au composé, nous
allons maintenant aborder l'étude de cas où se
pose encore la question de la responsabilité
atténuée, mais sous un aspect très différent qui
complique singulièrement le problème médico-
légal.

Ce sont ceux où, malgré l'existence chez

l'inculpé d'états indéniablement pathologiques, les actes délictueux ou criminels ont dans leur conception et leur exécution des caractères propres à les rapprocher plutôt de la délinquance banale que de la délinquance pathologique, dont jusqu'ici nous nous sommes exclusivement occupés.

Il s'agit de rechercher si entre ces deux éléments, délit banal d'une part, état pathologique d'autre part, on peut établir une relation et en tout état de cause quel degré de certitude présente cette relation.

Pour prendre un exemple concret voici un individu qui au cours d'une querelle quelconque de cabaret, ou dans une rixe de la rue, blesse plus ou moins grièvement, tue même un de ses partenaires. L'enquête de la police conclut à un fait divers tout à fait banal : c'est à la suite d'une discussion quelconque que l'inculpé et sa victime se sont pris de querelle; des injures ils en sont vite venus aux coups. D'un autre côté l'inculpé se remémore tous les détails, ou à peu près, de la scène; il fournit des motifs et cherche des excuses, parle de provocation ou de légitime défense. Rien ne peut faire songer à un facteur de nature morbide.

Mais la suite de l'enquête montre que l'inculpé, connu déjà comme un homme violent et emporté, présente des crises épileptiques. Des témoignages, l'observation à la maison d'arrêt viennent sur ce point confirmer ses propres affirmations. Son défenseur demande une expertise mentale, ou le magistrat instructeur la provoque de lui-même et pose la question d'atténuation de la responsabilité, comme le prescrit une circulaire de M. Chaumié, garde des sceaux en 1907. D'après cette circulaire, en effet, l'expert doit rechercher si l'inculpé présente des tares ou des anomalies psychiques ou physiques, constitutionnelles ou acquises, de nature à supprimer ou atténuer sa responsabilité.

Et la question est de savoir si l'existence des crises épileptiques chez l'inculpé peut avoir une influence sur sa responsabilité, étant entendu que l'acte délictueux incriminé n'a pas été commis au cours d'un état proprement épileptique comme ceux qui ont été étudiés dans une des leçons précédentes.

Si pour répondre à cette question nous nous tournons vers l'opinion des Maîtres qui faisaient autorité en cette matière il y a quelques années à peine, nous y trouvons une réponse unanime en faveur de l'atténuation de la responsabilité.

Puisqu'en effet pour Régis « la responsabilité est atténuée dans la mesure de l'atteinte pathologique », celle de l'individu pris pour exemple devra être atténuée dans la mesure de la gravité de sa maladie épileptique, ou du moins dans la mesure où cette maladie est susceptible de retentir sur le caractère et le tempérament mental. Or, c'est une donnée courante en neurologie que les épileptiques ont souvent mauvais caractère, qu'ils s'emportent facilement et que dans la colère ils se laissent facilement aller à des réactions violentes.

Avec la formule de Grasset « responsabilité fonction des neurones psychiques » la solution est non moins certaine : car les neurones psychiques d'un épileptique avéré sont en tout état de cause et par définition, si on peut dire, des neurones anormaux.

Forts de ces autorités, hautes et respectées entre toutes, la plupart des médecins experts n'hésiteront donc pas en pareil cas à conclure que les tares du sujet manifestées par ses crises épileptiques sont, suivant les termes de la circulaire Chaumié, de nature à atténuer sa responsabilité. Nous verrons cependant que pareille conclusion, si parfaite qu'elle apparaisse au premier abord, ne laisse point de présenter des inconvénients.

Mais auparavant prenons un autre exemple, celui-là choisi dans un chapitre célèbre de la criminologie, bien étudié et bien connu, celui des empoisonneuses névropathes que nous pouvons continuer de qualifier hystériques, encore que ce vocable puisse paraître singulièrement démodé aux neurologistes d'une certaine école. C'est du moins sous ce titre qu'elles ont été étudiées en 1906 par Charpentier dans sa thèse sur « Les empoisonneuses célèbres ».

Cet exemple est celui de l'empoisonneuse de Saint-Clar, qui fut examinée par des experts de la région et dont l'histoire a été rapportée dans les Archives d'anthropologie criminelle par mon distingué confrère le Dr Dumora. Une jeune femme, mariée à un juge de paix, empoisonne successivement sa mère, son frère et son mari, à des intervalles relativement longs, à l'aide du classique acide arsénieux administré dans du café. Le poison administré à doses faibles, mais répétées, n'avait produit que des troubles digestifs d'apparence banale et qui furent pris pour des intoxications alimentaires, et l'attention du parquet ne fut éveillée qu'un certain temps après la mort de la troisième victime, par une dénonciation anonyme.

Le mobile de ces empoisonnements familiaux, de caractère particulièrement odieux, était des plus simples et parfaitement banal. L'empoisonneuse avait fait préalablement contracter par ses victimes éventuelles une assurance sur la vie à son profit, et après chaque décès elle avait touché le capital assuré. Tout avait été froidement calculé et très habilement conduit, et rien en vérité ne pouvait faire naître l'idée d'un crime pathologique.

Cependant, dès le principe, on dut reconnaître chez l'inculpée des anomalies psychiques indéniables. Elle présentait les caractères les plus nets de la mentalité dite hystérique : coquette, légère, de caractère essentiellement instable dans ses goûts et ses opinions, romanesque et voulant vivre ses romans à la manière de Mme Bovary, en même temps foncièrement égoïste et amorale, elle alliait à une frénésie de « paraître » et de dépasser la réalité une froideur déconcertante et une monstrueuse indifférence émotionnelle vis-à-vis de ceux mêmes qui auraient dû lui être les plus chers. Cette femme, toute de mobilité d'esprit et de contraste, qui avait montré dans la conception de ses crimes et dans leur exécution une lucidité et une ténacité impressionnantes, mais qui par ailleurs avait toujours été très avide de succès mondains, fit montre à l'audience d'une attitude qui parut singulière et révoltante et qui était néanmoins une conséquence logique de son tempérament mental. Préoccupée de tenir son rôle, soucieuse de ses effets vis-à-vis de la Cour, des journalistes et du public, elle ne manifesta aucun remords et sa joie de se trouver en représentation paraissait lui faire oublier l'effroyable menace que ses aveux faisaient peser sur elle.

Les experts qui fouillèrent minutieusement toute sa vie passée, la considérèrent comme une hystérique, non pas à la vérité une de ces hystériques bruyantes à grandes crises dont Charcot à la Salpêtrière et Pitres à Bordeaux ont fait le type de la grande névrose, et où l'école de Babinski ne veut plus voir que des effets artificiels de culture par suggestion, mais une hystérique « morale » à type de psychose plutôt que de névrose, présentant les tares psychiques fondamentales de la maladie. Et comme conséquence de ce diagnostic ils recherchèrent dans la série de ses crimes des caractères morbides. Ils mirent en évidence un certain manque de précautions, des oublis étranges, le contraste de son attitude bien faite pour provoquer l'antipathie de ses juges avec la peine encourue, et considérant tout le processus criminel comme une conséquence de l'état morbide ils conclurent à l'atténuation de la responsabilité. Les experts étaient bordelais; un médecin de Toulouse cité par la défense renchérit sur leur opinion et assimilant l'anesthésie du sens moral de l'inculpée aux anesthésies cutanées bien connues des hystériques il conclut à l'irresponsabilité totale et à l'internement. Les jurés, sans doute impressionnés par les médecins, accordèrent les circonstances atténuantes et l'empoisonneuse fut condamnée à vingt ans de travaux forcés.

Cette histoire remonte à une vingtaine d'années; elle est caractéristique de l'état d'esprit qui régnait alors touchant la question de la responsabilité. Il semble bien que les idées aient évolué sur ce point et qu'on ne puisse plus penser de même à l'heure actuelle, si on veut bien quitter pour un instant le domaine des idées pures pour envisager celui des faits eux-mêmes en poussant à fond l'analyse et en tenant compte, comme il convient, des conséquences pratiques de la doctrine.

On voit en effet que, dans les deux cas précités, l'atténuation de la responsabilité entraînant l'atténuation de la pénalité, procède seulement d'une présomption, non d'une certitude ; on présume que du fait de l'état morbide constaté, le sujet est incapable de résister aussi efficacement qu'un individu normal à des incitations criminelles par ailleurs banales. Or la présomption repose uniquement sur la constatation de troubles parfaitement imprécis, toujours vagues, qui sont en dernière analyse des anomalies de la manière d'être habituelle dans la vie courante, de ce qu'on appelle « le caractère », c'est-à-dire d'éléments psychologiques infiniment variables et pour lesquels la distinction du physiologique et du pathologique est d'une appréciation singulièrement malaisée.

Ces anomalies de caractère étant cependant admises et considérées comme pathologiques, il est impossible d'établir une filiation directe et un rapport de nécessité entre elles et l'acte incriminé. Il y a en effet tous les jours des violents, des gens à mauvais caractère, mais nullement épileptiques, qui se livrent à des violences en tout comparables à celles de notre comitial de tout à l'heure. Il existe aussi des cas où des individus, sans être le moins du monde entachés d'hystérie, jouent du poison dans un but d'intérêt bien calculé. D'un autre côté, bon nombre d'épileptiques avérés ne sont point violents, et si les femmes à mentalité dite hystérique ne sont point rares, les empoisonnéuses constituent parmi elles une exception remarquable. En d'autres termes la violence n'est point un symptôme épileptique, pas plus que l'empoisonnement n'est un signe clinique de l'hystérie.

Qu'est-ce à dire, sinon qu'en pareil cas les experts qui concluent à l'atténuation de la responsabilité, trouvent peut-être les arguments de leur conviction, moins dans l'ordre des données scientifiques que dans celui des raisons sentimentales. Appliquant de façon plus ou moins subconsciente la maxime : « Tout savoir pour tout comprendre, tout comprendre pour tout pardonner », ils jugent plus qu'avec leur science et leur froide raison avec leur cœur et la grande pitié indulgente que développe l'exercice de la profession médicale. En quoi ils font fausse route, et confondent les rôles. Que l'avocat joue éloquemment de la corde sentimentale, qu'il utilise à cet effet les constatations de l'expertise touchant les anomalies de ses clients, rien de mieux il est dans son rôle, mais l'expert doit rester dans le sien qui est d'énoncer des faits et des arguments scientifiques sans les dépasser.

C'est que l'application intégrale de la doctrine de la responsabilité atténuée aux faits caractérisés uniquement par des anomalies de caractère est grosse de conséquences pratiques, surtout si on considère qu'en raison de leur origine les affirmations des experts médicaux ont toujours une grande force de persuasion.

Il en résulte en effet, par la mise en jeu des circonstances atténuantes, une diminution sensible de la pénalité encourue. Et celle-ci est injustifiée pour deux raisons ; la première qu'il s'agit de sujets éminemment dangereux, aptes à récidiver à la faveur d'une impunité relative, et la seconde qu'ils sont parfaitement intimidables, capables de saisir l'utilité préventive de la peine. Du point de vue social et juridique l'inconvénient est flagrant de reconnaître à certains sujets heureusement pourvus d'une névrose plus ou

moins bien caractérisée, comme des circonstances atténuantes permanentes et préalables
si on peut dire, pour tous les méfaits qu'ils
pourront commettre. On s'explique comment
beaucoup de criminologistes contemporains
étudiant et déplorant l'énervement de la
répression, comme on dit, en font remonter la
responsabilité pour une bonne part aux experts
psychiatres.

Certains ont, il est vrai, soutenu que les
médecins n'avaient point à se préoccuper des
conséquences de cet ordre qui ne sont point de
leur compétence, que c'était aux jugés et aux
législateurs à adapter leurs arrêts ou leurs textes
aux données de la science. Comme bien d'autres cette idée, truisme dans le domaine de
l'idée pure, devient un sophisme dans la pratique, puisqu'aussi bien la législation ne se peut
changer aussi facilement. Et l'antagonisme des
doctrines et des conséquences risque de se
résoudre par une diminution de la confiance du
monde des juges dans les affirmations des
experts.

Il est une autre conséquence, d'ordre purement médico-légal celle-là, qui en tout état de
cause vient encore aggraver la première. C'est

l'extensibilité pour ainsi dire indéfinie de la doctrine comprise comme il vient d'être dit. Déjà les formules, atteinte pathologique, anormalité des neurones psychiques, sont tellement vagues et compréhensives, qu'on peut, même sans faire preuve d'une excessive bonne volonté, y faire rentrer non seulement toutes les maladies proprement nerveuses, mais même les états plus ou moins caractérisés de lésions ou de mauvais fonctionnement des organes splanchniques. Il n'est guère possible, dans l'état actuel de nos connaissances, de concevoir un état pathologique d'un organe quelconque sans un certain degré plus ou moins décelable d'auto-intoxication, et nul ne peut rigoureusement affirmer que de ces substances toxiques les neurones psychiques ne subissent point quelque imprégnation, que de ce fait ils n'aient un fonctionnement plus ou moins anormal. Si l'épilepsie et l'hystérie modifient dans un sens connu le caractère des gens, les maladies du foie, celles de l'intestin en font tout autant, et bien d'autres aussi. Et on en arrive ainsi, en poussant jusqu'aux dernières conséquences du principe, à admettre que l'existence d'un état pathologique quelconque chez un inculpé doit *ipso facto* comporter la présomption d'une atténuation de sa responsabilité.

Bien plus, puisqu'en fin de compte, chez les sujets atteints de névroses, c'est le trouble du caractère qui sert de base à l'argumentation des experts, sur la présomption que ce trouble est lui-même pathologique, on peut se demander si le bénéfice de l'atténuation ne devrait pas en bonne logique être étendu aux caractères anormalement faibles, violents, ou instables, sans coexistence d'un état morbide caractérisé. L'expert ne serait plus un expert médical mais un expert psychologue, ou un expert biologiste comme disait Grasset, étant entendu que la biologie renferme la psychologie. Autant dire que la responsabilité de tous les délinquants ou peu s'en faut se trouverait automatiquement atténuée, et c'est là, semble-t-il comme disent les mathématiciens, une démonstration par l'absurde. Ballet et Anglade ont bien vu, chacun pour leur part, ce danger d'une extension illégitime de l'expertise médicale. Pour eux les limites de l'expertise sont celles de la maladie, et c'est à cette sage opinion qu'il convient de se ranger.

Mais en conformité avec tout ce qui a été dit dans les chapitres antérieurs, il ne suffit pas de constater simplement un état morbide. Il faut rechercher si cet état dûment établi est comme le dit la circulaire Chaumié de nature à atténuer la responsabilité. Et cette éventualité se produira dans deux conditions : si l'état morbide diminue le discernement, ou s'il a une part certaine dans la conception de l'acte incriminé.

Or sans reprendre les exemples cités plus haut, il est aisé de voir que les états de névrose ne diminuent point le discernement dans ce qu'il a d'essentiel, c'est-à-dire qu'ils laissent pleinement subsister la connaissance du caractère défendu des actes incriminés. D'autre part nous en avons assez dit pour faire saisir que l'état morbide dans nos exemples ne pouvait être considéré comme ayant déterminé d'une façon certaine l'acte criminel.

Aussi bien conclurons nous : l'existence d'un état pathologique du système nerveux chez un inculpé ne présume pas *a priori* chez lui une atténuation de sa responsabilité. Celle-ci doit résulter d'une démonstration *a posteriori*, qui sera très rarement possible.

DIXIÈME LEÇON

LA DÉLINQUANCE DES TOXICOMANES

Délinquance des intoxiqués en général. — Etats aigus;
délires aigus; l'ivresse, son appréciation médico-légale. —
Etats subaigus et chroniques; l'imprégnation chronique;
a) dans l'alcoolisme; exemples de la délinquance
sexuelle et domestique des buveurs; *b)* dans le morphi-
nisme et le cocaïnisme; l'état de besoin. — Responsabilité des toxicomanes; juridiquement et médicalement
elle ne peut être considérée comme atténuée que dans
des cas exceptionnels. — Parfois pour des raisons
d'ordre social elle devrait être aggravée, la toxicomanie
constituant une manière de délit.

Nous allons nous occuper d'une délinquance,
comparable en un certain sens à la précédente,
c'est-à-dire où les actes délictueux sont en eux-
mêmes de caractère banal, mais où on trouve
chez le délinquant la coexistence d'un état pathologique constitué par une intoxication chronique
et habituelle. C'est la catégorie des toxicomanes
où la première place appartient à l'alcoolisme

vulgaire, tandis que la morphinomanie et la cocaïnomanie encore que plus redoutables au point de vue des effets médicaux n'ont qu'une moindre importance médico-légale.

Deux constatations primordiales justifient cette étude particulière des toxicomanies au point de vue médico-légal. En premier lieu, tout le monde sait aujourd'hui quelle est l'importance de ces intoxications chroniques au point de vue du développement de la délinquance; chez ces intoxiqués on trouve à profusion toute la gamme des actes anti-sociaux, du délit banal à répétition jusqu'au grand crime. En second lieu il est de toute évidence que l'intoxication chronique, encore que son origine soit plus ou moins volontaire, constitue un état manifestement et réellement pathologique, dont les manifestations délictueuses sont en un certain sens médicalement prévisibles. Par suite la question se pose, dans les termes de la circulaire Chaumié, de savoir si cet état est de nature à supprimer ou à atténuer la responsabilité.

Ne voulant traiter la question qu'au seul point de vue médico-légal nous diviserons les états toxiques en deux grands groupes suivant qu'ils ont des manifestations aiguës et transitoires, ou chroniques et permanentes, l'importance des seconds étant du reste incontestablement plus grande.

1. Les états aigus comprennent les délires aigus vrais et l'état d'ivresse qui, du point de vue pathogénique peut être considéré comme une forme atténuée et plus transitoire de délire aigu, mais qui doit en être séparé du point de vue pratique de la médecine légale.

Nous avons déjà au chapitre III étudié la délinquance à type réflexe des délires hallucinatoires aigus en prenant pour type le délire alcoolique, et nous ne reviendrons pas sur les raisons qui nous ont fait admettre en pareil cas l'irresponsabilité totale.

Pour l'ivresse alcoolique, vulgaire et si répandue, la question se pose de façon différente. Il est certains cas d'ivresse manifestement et intensément pathologiques, tant par la violence et la gravité des réactions, que par la facilité avec laquelle cet état peut être provoqué et porté à son paroxysme, notamment chez certains prédisposés. Encore que de durée très courte de tels états peuvent parfois à bon droit être assimilés à une crise de délire aigu et entraîner l'irresponsabilité totale.

Ce sont cas exceptionnels. Dans le cas le plus habituel, l'ivresse ne produit qu'une obnubilation partielle si on peut dire, et il n'existe par la suite qu'une amnésie très relative. L'état pathologique, du reste incontestable, est réduit au minimum. Mais deux données connexes dominent le débat. La première est issue du sens commun : l'ivresse est provocable à volonté, quelles que soient les variations individuelles dans le degré de résistance aux effets du toxique, en sorte qu'en tout état de cause l'ivrogne porte la pleine responsabilité sinon des actes accomplis au cours de son état d'ivresse, au moins de cette ivresse elle-même, dont il devait connaître les effets possibles.

La deuxième donnée d'ordre juridique est dérivée de la première. La loi fait de l'ivresse un délit punissable, et cela indépendamment de ses effets, à la seule condition qu'elle soit publique c'est-à-dire en somme constatable. Certes la loi sur l'ivresse « publique et manifeste » est assez rarement appliquée, mais elle existe, et son utilité sociale ne saurait être contestée, car par son impulsivité potentielle l'ivrogne en apparence le plus inoffensif peut devenir redoutable à la faveur de certains événements impossibles à prévoir.

Ces deux données justifient la tradition constante que l'ivresse considérée comme telle est en dehors du domaine médico-légal, qu'elle n'atténue pas la responsabilité et ne saurait en aucun cas être prise pour une excuse au sens de ce mot en droit pénal. Rien n'est plus juste, mais devant le développement redoutable des habitudes alcooliques dans certains milieux, et devant la fréquence de l'ivresse comme prélude aux brutalités, aux rixes et aux scandales sur la voie publique, on peut se demander si le législateur ne ferait pas œuvre utile, en élevant l'ivresse provocatrice d'actes délictueux au rang de circonstance aggravante. Je crois bien que pendant la guerre quelques Conseils de guerre du front ont fait aux ivrognes inculpés l'application de ce principe, dans la mesure permise par l'état actuel de la législation, et on ne saurait y trouver à redire.

2. Les états d'intoxication chronique et habituelle, en prenant pour type l'alcoolisme, sont générateurs de maladies mentales de formes très variées que nous pouvons seulement indiquer : délires chroniques apparentés au délire de persécution dont nous avons déjà parlé, prenant souvent la forme de délire de jalousie avec des réactions tout aussi dangereuses ; bouffées déli-

rantes à allures d'excitation maniaque ou de dépression mélancolique ; états de déchéance psychique, enfin, c'est-à-dire de démence, réalisant le type de la pseudo-paralysie générale alcoolique.

En outre de ces formes où l'intoxication joue un rôle étiologique primordial sinon exclusif, où elle suffit à créer seule la maladie mentale, il est certain que l'appoint alcoolique comme on dit a une importance considérable dans l'éclosion des formes de la folie constitutionnelle chez les prédisposés, et qu'il peut en modifier plus ou moins l'apparence clinique.

Mais dans tous ces cas d'aliénation confirmée, partiellement ou entièrement imputables à l'intoxication, les réactions délictueuses sont des réactions pathologiques indéniables, analogues de tous points à celles dont il a été parlé dans les premiers chapitres. Elles ne comportent pas d'autre solution que l'irresponsabilité aux termes de l'article 64 du Code pénal, avec le corollaire de l'internement.

Bien plus troublant est le cas, habituel et malheureusement trop fréquent, des buveurs invétérés chez lesquels des libations copieuses autant que répétées n'ont produit aucune maladie caractérisée, qui peuvent même n'offrir que rarement des manifestations d'ivresse, qui continuent de vivre la vie sociale et familiale, et qui sont néanmoins de façon certaine des alcooliques au sens médical. L'intoxication se manifeste chez eux par un état qu'on peut appeler l'imprégnation toxique, et par l'état de besoin. L'imprégnation toxique, sans état morbide proprement dit, imprime cependant au sujet des modifications très appréciables de son mode physiologique, principalement appréciables pour le caractère, ou comme disent les zoologistes en parlant des animaux inférieurs pour le « comportement ». Et à ce point de vue la nature du toxique habituel imprime à ces modifications des caractères propres.

a) Dans l'imprégnation alcoolique c'est d'abord la paresse, l'inaptitude au travail régulier qui détourne le buveur de l'atelier et l'état de besoin aidant lui fait trouver une attirance invincible dans le comptoir du mastroquet, la salle du café ou la haute chaise du bar. C'est ensuite chez l'ivrogne invétéré comme chez le buveur qui « toujours entre deux vins, porte cependant bien la toile », tous deux au premier abord d'allures joviales et l'air bon enfant, une irascibilité remarquable, la tendance à la colère et à la violence pour les moindres vétilles. Et l'alcoolique imprégné devient la terreur de sa famille, alors qu'au dehors il continue d'être considéré comme un bon garçon.

Notons en outre que de telles modifications de l'humeur et du caractère peuvent parfaitement se montrer sans la moindre altération décelable des facultés proprement intellectuelles et avec une intégrité au moins apparente de la santé générale. C'est à peine souvent si un examen médical attentif peut mettre en évidence quelques stigmates : un facies enluminé plus que de raison, des troubles gastriques dont le plus caractéristique est la pituite matinale, des picotements aux jambes, et la fréquence des cauchemars zoopsiques ou des rêves professionnels.

Chez de tels imprégnés, la délinquance n'est point une conséquence prévisible et en quelque sorte nécessaire comme celle de l'aliéné, mais elle est néanmoins fréquente, et encore que variée dans ses manifestations elle reste en harmonie avec les modifications fondamentales dont il vient d'être parlé. Ce seront des violences plus ou moins graves exercées sur des voisins de cabaret, sur les naïfs qui par bonté d'âme ou les agents qui par devoir tentent d'apaiser les rixes, sur des camarades d'atelier, sur les proches surtout au cours de démêlés domestiques où l'irritabilité de l'alcoolique ne trouve plus de frein. Ce sont aussi des vagabondages plus ou moins compliqués de vols, avec comme couronnement, l'apachisme si on peut dire. Enfin, assez fréquemment, une certaine excitabilité génitale les portent aux délits sexuels dont la série va du simple geste obscène au viol, en passant par l'exhibitionnisme d'allures plus perverses que pathologiques à proprement parler.

Voici deux exemples de délits commis par des imprégnés d'alcool, le premier d'ordre sexuel, le second d'ordre domestique, tous deux du reste représentatifs de types assez communs dans la chronique des tribunaux.

Un ancien soldat colonial qui avait traîné durant la guerre, en Indo-Chine, une vie militaire assez morne dans des postes éloignés où l'usage du choum-choum (alcool indigène) le consolait de sa solitude, continue, rentré en France, l'habitude des libations abondantes et répétées : vin, apéritifs et pousse-cafés. Après avoir essayé de plusieurs métiers sans succès, ayant abandonné sa femme après quelques mois de vie commune, il était placé dans une ferme d'où son irrégularité au travail ne tardait pas à le faire renvoyer.

Sans travail, songeant à reprendre du service dans son ancien régiment il s'installe dans une auberge où il occupe ses loisirs à boire. Il fait entre-temps des promenades à bicyclette dans la campagne. Une première fois, rencontrant une fillette qui gardait des moutons dans un pré, il va vers elle, lui parle, passe aux gestes mais comme elle se met à crier il s'éclipse et n'est point inquiété. Peu après passant dans un hameau il avise une jeune fille seule dans une maison dont la porte est ouverte ; il entre, lui demande l'heure, et sans autre préambule la jette par terre, la viole, puis remontant sur sa bicyclette file à toute allure. Le lendemain, parti enfin pour Rochefort, il essaie sur la route une autre tentative du même genre que la venue d'un passant vient interrompre dès le début. Quelques heures plus tard, ayant rebroussé chemin, il revient vers une fillette remarquée le matin, la retrouve dans un champ bordant la route, et il allait abuser d'elle quand un gendarme surgit providentiellement de der— rière une haie et l'arrêta. Ce triste sire avoua sans peine le viol pour lequel on informait contre inconnu, et il essaya assez maladroitement du reste de faire croire qu'il avait seulement voulu causer avec la dernière fillette. Il était titulaire déjà d'une condamnation pour coups et blessures dans une maison de prostitution qu'il fréquentait peu après son mariage.

L'autre exemple se rapporte à une tentative d'homicide commise par un alcoolique dans sa propre maison et sur la personne de sa femme, type délictueux encore assez fréquent. Un propriétaire rural de 38 ans, vivait à l'aise en cultivant lui-même son bien, mais connu dans le pays pour son déplorable caractère, querelleur, violent, prompt aux paroles menaçantes et prêt à passer aux coups il avait fait de son ménage un véritable enfer, retentissant continuellement du bruit de ses colères et des discussions. Tout le monde le savait buveur invétéré et de longue date, mais personne ne l'avait jamais vu en état d'ivresse manifeste. En effet bien qu'il ingurgitât chaque jour une quantité respectable de vin blanc qu'il allait tirer lui-même à un fût réservé dans son chai, il présentait les apparences d'une excellente santé ; c'était un homme fort, bien charpenté, haut en couleurs, et qui passait pour assez intelligent et cultivé pour son milieu.

Un jour sa femme, excédée de ses brutalités et en reconnaissant sans peine la cause, eut une inspiration fâcheuse, celle de mouiller le vin de son mari en ajoutant à son insu de l'eau dans son fût habituel. La ruse fut vite éventée, il y eut à ce sujet une querelle plutôt vive et même des coups. Au soir cependant les époux se couchent; la querelle continue et la femme sort de la maison dans la nuit, jetée dehors dit-elle, pour la satisfaction d'un certain besoin dit le mari.

Quoi qu'il en soit elle trouve la porte fermée, cogne, appelle et de guerre lasse brise un carreau de la fenêtre. A ce moment elle reçoit en pleine figure un coup de fusil de chasse chargé à petits plombs qui ne la tua point mais la laissa passablement défigurée. Arrêté et interrogé, le mari reconnut avoir tiré un coup de fusil, alléguant de façon contradictoire et embarrassée, tantôt qu'il avait cru avoir affaire à un voleur, tantôt que sachant sa femme dehors et continuant la querelle il avait voulu lui faire peur ne croyant pas le fusil chargé. Au reste il reconnaissait tous les détails relatifs à l'origine de la querelle, cachant ou déformant seulement ceux qui pouvaient lui être particulièrement défavorables.

Pour l'un et l'autre des deux délinquants précédents, les experts admirent que l'imprégnation alcoolique, du reste indiscutable, ne s'étant traduite par aucun symptôme proprement pathologique délire ou impulsion, ne constituait pas un état de nature à diminuer la responsabilité aux termes de la circulaire Chaumié.

b) Dans l'intoxication par l'opium, la morphine ou la cocaïne, l'action du toxique sur le caractère, à l'opposé de l'alcool, est plutôt déprimante. Elle engendre un état d'aboulie plus ou moins profonde d'où peut dériver une délinquance spéciale faite de passivité et de déficit, par entraînement et complicité, ou par défaut d'action, insuffisance des actes professionnels. Ce dernier cas surtout intéressant en médecine légale militaire, vise ces officiers toxicomanes dont l'état diminue ou annihile les facultés de décision, d'où il peut résulter des conséquences particulièrement fâcheuses.

Mais le propre de ces intoxications est de créer un état de besoin, véritable état pathologique, dans lequel le toxicomane privé de son

poison habituel et souffrant d'un malaise indéfinissable mais extrêmement pénible, concentre
toutes ses facultés intellectuelles et toutes les
forces de son être sur la recherche des moyens
propres à lui procurer tout de suite la drogue
néfaste, pour la poursuite de laquelle il oublie
tout le reste. Et cet état est vraiment pathologique, non point tant à cause de son origine
toxique, que parce que psychologiquement il est
tout à fait analogue à ces obsessions impul-
sives conscientes dont nous avons eu l'occasion
de parler déjà. L'état de besoin, s'il ne peut être
soulagé *per fas*, le sera *per nefas* à la manière
d'une impulsion irrésistible, d'où une délinquance spéciale et propre; vols de toxiques, vols
d'argent pour s'en procurer, faux en écritures
sous forme de fausses ordonnances médicales.
Ces faits sont de tous les jours et les précautions
draconiennes de la nouvelle législation sur les
stupéfiants ne peuvent que les multiplier, sans
malheureusement diminuer comme il conviendrait le nombre des toxicomanes.

Ces imprégnés alcooliques ou autres agissent
en pleine conscience, sans aucun signe patent
de délire, poussés quelquefois par un besoin
particulièrement impérieux, toujours en confor-

mité avec les modifications que l'intoxication a imprimées à leur caractère. Dans quelle mesure sont-ils responsables?

Dans la pure doctrine de Régis et de Grasset dont nous avons déjà critiqué la trop large complaisance, la réponse à cette question ne saurait être douteuse. L'atteinte pathologique est indéniable en effet et aucun facteur ne saurait davantage influer sur le 'fonctionnement des neurones psychiques que celui qui nous occupe. Comme d'autre part il n'y a pas à proprement parler état de démence au sens de l'article 64, qu'il ne s'agit que d'une atteinte partielle en tout état de cause, on devrait les considérer comme porteurs, aux termes de la circulaire Chaumié, de tares acquises « de nature à diminuer leur responsabilité ».

Mais il apparaît que cette solution théorique ne va pas sans susciter dans la pratique de graves objections. On doit d'abord remarquer combien juridiquement parlant il existe des analogies avec le cas de l'ivresse. Le fait de se mettre de façon plus ou moins passive, mais toujours volontaire à quelque degré, dans un état susceptible d'amener des modifications de caractère propres à faciliter la délinquance, constitue à un certain point de vue, comme un commencement d'intention coupable, et paraît peu propre à servir d'excuse. Si ce point de vue ne paraît guère avoir été envisagé par les juridictions répressives dans le cas d'imprégnation toxique, par contre il a été pris en considération par la justice civile, ce qui permet dans une certaine mesure de raisonner par analogie. En effet mon collègue M. le Professeur Bonnecaze de la Faculté de Droit m'a rapporté le cas d'un morphinomane avéré dont l'imprégnation toxique fut considérée par une Cour comme une « injure grave » entraînant le divorce, motif pris de ce qu'en s'adonnant volontairement à son poison le défendeur se mettait hors d'état d'accomplir ses devoirs conjugaux. Ceci montre à tout le moins que le fait de l'intoxication volontaire est susceptible, et très justement à notre avis, de frapper l'esprit des juges.

Du point de vue médical pur, du reste, l'état d'imprégnation toxique ne saurait être considéré comme un élément d'atténuation de la responsabilité, qu'autant qu'il commanderait directement la manifestation délictueuse, et que celle-ci constituerait un symptôme prévisible de cette intoxication. Or, pareil cas n'existe que si il y a un état délirant, et non une simple imprégnation dont les effets physiologiques encore que réels sont toujours vagues et imprécis. On ne peut pas plus admettre pour l'intoxication chronique que pour les névroses la théorie socialement insoutenable de la circonstance atténuante préalable et permanente.

Donc, en l'absence de tout symptôme délirant la responsabilité des intoxiqués reste entière. Il est cependant un cas où elle peut se trouver quelque peu atténuée ; c'est quand l'acte délictueux est d'une façon certaine et manifeste l'expression clinique si on peut dire d'un état de besoin dont nous avons dit qu'il constituait un état pathologique assimilable à une obsession impulsive consciente et irrésistible ou difficilement surmontable. Mais il y faut deux conditions; que l'intoxication soit invétérée et profonde, ce qu'établissent sans peine des signes caractéristiques, et que le vol ou le faux incriminé soit en proportion du besoin. Il faut entendre par là que si le délit qui procure le moyen de satisfaire un besoin immédiat peut être excusé dans une certaine mesure, dans la mesure où il est teinté de pathologie, par contre le délit qui procure une abondante provision de toxique, dépassant largement la mesure des besoins immédiats, *a fortiori* s'il est longuement et intelligemment préparé, ne saurait bénéficier de la même indulgence.

Si d'ailleurs les considérations médico-légales seules sont suffisantes pour refuser aux imprégnés chroniques et aux toxicomanes de tous genres le bénéfice de la responsabilité atténuée les considérations d'ordre social sont encore bien plus fortes pour exiger une répression, sévère. Il est hors de doute, et les médecins le savent mieux que personne, que l'usage habituel des toxiques, constitue un fléau social, et un danger sérieux, tant par ses effets proches que pour l'avenir de la race. Il est du devoir de la société d'en prévenir le développement par tous les moyens dont elle dispose. Et sur ce point l'effet des prohibitions même draconiennes comme celles que les États-Unis ont apporté à la consommation de l'alcool sous toutes ses formes ou comme celles que prétend réaliser la législation française pour les stupéfiants, reste sinon inefficace, au moins bien incomplet, nul n'en saurait douter. A notre avis si on ne veut pas aller jusqu'à considérer la toxicomanie en elle-même comme un délit punissable, ce qui soulève des difficultés considérables, il conviendrait au moins de faire de cette toxicomanie, au cas de délit, une circonstance aggravante prévue par la loi, et aussi de faire aux délinquants de cette catégorie l'application rigoureuse du principe de la responsabilité civile, les obliger à la réparation du dommage causé à des tiers alors même que dans certains cas exceptionnels leur responsabilité pénale serait supprimée ou amoindrie du fait d'une manifestation délirante ou impulsive d'origine toxique.

Sans manifester trop d'illusions au sujet de l'effet des mesures répressives de ce genre pour diminuer le nombre croissant des toxicomanes, il semble qu'elles devraient au moins être expérimentées. Le danger est assez grand et assez pressant.

ONZIÈME LEÇON

LA DÉLINQUANCE A RÉPÉTITION
ET LES ANORMAUX

Délinquants occasionnels et délinquants d'habitude. — Le
crime passionnel, type de délinquance occasionnelle. —
Les délinquants d'habitude sont des anormaux; leurs
tares héréditaires, éducatives et acquises; leurs
stigmates anatomo-physiologiques et psychiques. —
Evolution des idées sur l'anormalité des délinquants
d'habitude; école italienne et école française; conclusions pratiques. — Responsabilité des anormaux;
l'application pure et simple de la doctrine de la responsabilité atténuée est, dans leur cas, contraire au bon
sens comme à l'esprit de la loi, et pratiquement
dangereuse au point de vue social.

Nous sommes loin d'avoir épuisé dans les chapitres précédents la liste des catégories de délinquants dont le médecin peut avoir à s'occuper.
Nous n'avons guère étudié que des cas rares et,

somme toute exceptionnels ; la très grosse majorité des prévenus dont l'état mental préoccupe les criminologistes et les psychiatres n'a pas encore retenu notre attention. Ce sont les anormaux psychiques, en prenant ce terme dans son acception la plus large qui comporte tous les degrés possibles des anomalies mentales.

Nous ne discuterons point la question théorique de savoir s'il existe des criminels absolument dépourvus de toute anomalie mentale et s'il convient de rechercher un critère rigoureux ou une définition des anormaux. Ici comme ailleurs en psychiatrie les frontières n'ont aucune netteté. Mais comme nous avons déjà étudié des cas où le caractère morbide de la délinquance apparaît nettement, tout en subissant des atténuations appréciables à chaque nouvel échelon parcouru, nous allons rechercher les anomalies dans le bloc restant des délinquants vulgaires dont la morbidité n'apparaît pas au premier abord. Et nous adopterons la pratique et commode classification des criminologistes qui classent les délinquants vulgaires en délinquants occasionnels et délinquants d'habitude.

Les délinquants occasionnels sont ceux dont le délit ou le crime représente une réaction isolée et accidentelle, en relation souvent évidente avec des circonstances exceptionnelles. A part les cas déjà étudiés où l'acte délictueux affecte quelque rapport avec un état morbide transitoire, ils n'ont pas d'intérêt médico-légal, ou du moins leur examen mental est assez rarement demandé par les magistrats instructeurs. Cependant il est un type, le type le plus achevé du délinquant occasionnel dont on pourrait se demander s'il ne relève pas directement de la médecine. C'est le délinquant passionnel qui tue ou vole par jalousie ou dépit d'amour, et pour lequel les défenseurs font appel à l'indulgence des juges en invoquant un état de folie passagère, une sorte de déséquilibre transitoire commandé par la passion. Certes d'un point de vue littéraire et psychologique l'expression se justifie, mais le déséquilibre très réel que la passion introduit dans l'esprit ne saurait passer pour un phénomène proprement pathologique et morbide. Il peut être aisément saisi et compris par tout le monde sans connaissances spéciales parce qu'il n'est guère d'homme qui n'ait éprouvé dans sa vie à quelque degré cette sensation de déséquilibre et qui ne puisse en concevoir l'exagération. Aussi la sympathie plus ou moins discrète que

le public et les jurés témoignent souvent à cette
sorte de délinquants est-elle faite surtout de
comparaison sentimentale, qui n'a rien à voir
avec la médecine. Et nous n'irons pas plus avant
dans cette étude qui nous éloignerait par trop
du point de vue positif et scientifique où nous
nous sommes maintenus jusqu'ici.

Les délinquants d'habitude, ou à répétition,
c'est-à-dire ceux pour qui l'acte délictueux constitue une réaction répétée, une véritable spécialisation sociale ou plutôt antisociale, ceux qui
forment la clientèle courante de la correctionnelle ou des assises, ont au point de vue scientifique un intérêt incontestable. En effet, socialement ce sont des récidivistes posant le problème
de l'efficacité des peines ; ils constituent un
danger sérieux. Et d'autre part leur étude biologique aujourd'hui assez avancée, même en
dehors de toute préoccupation d'expertise mentale, met en évidence chez eux des anomalies
très variées et très fréquentes au point qu'on
peut dire sans exagérer que nul d'entre eux
n'en est tout à fait exempt.

Ces anomalies sont héréditaires ou acquises,
anatomo-physiologiques ou psychiques, se com-
binant de différentes manières mais toujours

faciles à retrouver pour peu qu'on veuille les chercher.

1. L'hérédité des criminels d'habitude est bien rarement saine. Il est banal de rencontrer chez leurs ascendants soit des états psychopathiques bien caractérisés ou des névroses, soit plus souvent des tares plus vagues ne constituant pas des maladies à proprement parler : anomalies graves du caractère et du comportement habituel, anomalies de l'intelligence, et surtout des habitudes de toxicomanie représentées par l'alcoolisme sous toutes ses formes. Le rôle de l'alcool comme facteur héréditaire de la criminalité est un des leitmotives chers aux sociologues, et les preuves en sont abondantes, sans qu'il soit utile d'insister davantage.

2. Les tares acquises, principalement les tares éducatives, viennent compléter et renforcer l'action des prédispositions héréditaires pour former le futur délinquant. Presque tous ont vécu leurs premières années dans un milieu déplorable, milieu familial ou extra-familial. Avec des parents eux-mêmes tarés, l'éducation morale ne peut qu'être insuffisante sinon franchement mauvaise et dirigée dans le sens amoral et antisocial. Et pour beaucoup l'éducation anti-

sociale est un produit de l'abandon familial, des promiscuités de la rue, de la fréquentation précoce d'individus déjà pervertis et aussi de l'habitude prise tôt de l'alcool.

Chez bon nombre de ces enfants « moralement abandonnés » la délinquance d'habitude apparaît de bonne heure, et c'est principalement dans les pénitenciers spéciaux qu'on peut étudier l'influence néfaste des tares éducatives : voleurs précoces, vauriens de tous genres, prostituées à peine adolescentes forment le gros de cette population inquiétante; beaucoup sont illettrés ou fort peu lettrés n'ayant guère fréquenté l'école; certains par contre sont instruits et même intelligents, mais tous ont eu une éducation morale déficiente ou conçue en sens inverse de la simple moralité commune.

3. Anatomiquement et physiologiquement les anomalies sont nombreuses chez les pensionnaires des prisons et des bagnes. L'étude de ces anomalies somatiques, de ces malformations permanentes a eu son heure de célébrité voilà quelques années et elle est inséparable du nom de Lombroso, le chef de l'école criminologique italienne. Il leur a consacré un ouvrage volumineux intitulé « L'homme criminel » et il

serait oiseux de reprendre par le menu l'énumération de toutes les anomalies patiemment relevées et cataloguées par lui sur un nombre imposant de délinquants des prisons italiennes. Citons seulement celles qui lui paraissaient les plus fréquentes et les plus caractéristiques : le front bas avec implantation des cheveux voisine des sourcils ; la lourdeur de la mandibule ; c'est-à-dire le grand développement de la mâchoire inférieure ; la grandeur des cavités orbitaires avec des rebords particulièrement accusés ; la grande envergure des membres supérieurs.

Lombroso fut moins heureux dans la recherche des stigmates physiologiques : un certain degré d'obtusion de la sensibilité cutanée et quelques anomalies sensorielles de minime importance, sont tout ce qu'on peut signaler et encore la fréquence en est-elle très relative.

Il ne semble pas que le fait capital relevé par Lombroso et ses élèves, c'est-à-dire la grande fréquence des anomalies anatomiques chez les criminels soit au fond contestable, et le discrédit où sont tombées les idées de l'école italienne atteint surtout les interprétations qu'elle entendait en donner. L'école française, dont Lacassagne reste le plus illustre représentant, si elle n'admet pas la théorie du « criminel-né » dont nous parlerons plus loin, reconnaît elle aussi que les criminels présentent avec une grande fréquence, comme dit Régis, « des vices d'organisation plus ou moins marqués ». Ces vices d'organisation sont ce que, hier encore, on appelait en psychiatrie les stigmates de dégénérescence, anomalies nombreuses et variées dont le cadre dépasse de beaucoup celui des stigmates lombrosiens.

Au total il reste acquis de façon indubitable, et sans entrer davantage dans les détails, que les criminels d'habitude, présentent d'une manière très fréquente, mais non constante et à des degrés variables, des anomalies constatables dans leur constitution anatomique et aussi physiologique.

4. Les tares psychiques des criminels sont encore plus apparentés et certainement plus caractéristiques que leurs tares physiques. Un des disciples de Lombroso, le juriste italien Garofalo, insiste beaucoup sur ce qu'il considère comme la tare capitale, l'anomalie qui résume toute la psychologie du délinquant : la déficience du sens moral. L'expérience commune

montre en effet chez les individus normaux l'existence de certains sentiments fondamentaux si on peut dire, qui sont d'une part la pitié, au sens le plus général du mot, et d'autre part, fait du reste plus discutable, le respect de la propriété d'autrui. Peu importe d'ailleurs que ces sentiments fondamentaux aient une origine héréditaire ou acquise par éducation, le fait capital est qu'ils existent chez la majorité et qu'ils fassent défaut chez quelques-uns, et ceci n'est guère douteux. Joignez à ces anomalies morales les fameux stigmates « de dégénérescence mentale » bien étudiés en France par Magnan et ses élèves : l'impulsivité, c'est-à-dire la tendance à l'action réflexe au sens déjà étudié plus haut, et l'inadaptabilité sociale, et on a les principales caractéristiques psychologiques du criminel d'habitude. Ces anormaux apparaissent en effet dès le principe, en lutte avec le milieu social, animés de sentiments contradictoires avec ceux de leurs contemporains. Leur *curriculum vitæ* en fait foi : mauvais écoliers encore que souvent bien doués au point de vue intellectuel, soldats indisciplinés enclins aux bordées et habitués des locaux disciplinaires, ils deviennent par la suite des ouvriers déplorables répugnant aux besognes régulières, changeant souvent de métier, mauvais époux et plus mauvais pères encore si d'aventure ils s'avisent de convoler, avant de finir dans les rangs de la basse ou de la haute pègre. Car il y a de ces anormaux dans toutes les classes sociales et certains délinquants avant d'échouer sur les bancs de la correctionnelle ou des assises ont fait figure d'hommes du meilleur monde ; ce sont pourtant des anormaux au premier chef.

Bref c'est un fait incontestable que l'existence de tares manifestes chez le plus grand nombre des délinquants vulgaires qui ne sont pourtant ni des aliénés, ni même des demi-fous. Et on conçoit quelle importance sociologique revêt cette donnée : les délinquants sont pour la plupart des anormaux. Il convient d'en rechercher une interprétation, et rien n'est plus instructif que de suivre l'évolution des idées à ce sujet depuis l'époque où ce problème troublant a été abordé avec les méthodes de la science positive.

L'École italienne de Lombroso, qui a eu le mérite de mettre pour la première fois en lumière les faits essentiels, a très vite abouti à la théorie extrémiste, si on peut dire, du criminel-né. Pour elle certains individus sont voués au crime par le seul fait de leur organisation. Si cette « constitution criminelle » préalable et congénitale, n'amène pas toujours nécessairement cette fâcheuse conséquence, quand, par exemple, d'heureuses circonstances d'éducation ou de milieu parviennent à la neutraliser, le crime n'en apparaît pas moins pour ces anormaux prédestinés comme une manière de fonction biologique.

Lombroso conçut d'abord la constitution criminelle comme une réviviscence atavique, un retour aux instincts asociaux de l'homme primitif. Plus tard, gêné peut-être par cette affirmation osée de la criminalité caractère ancestral, il en vint à la conception de la criminalité maladie ; par des raisonnements du reste des plus contestables il établit la théorie d'après laquelle la constitution criminelle peut être considérée comme un équivalent épileptique, comme une forme fruste d'épilepsie, et il qualifiait ses criminels-nés de l'épithète de « mattoïdes ».

Sans accepter des vues aussi révolutionnaires, ses continuateurs admirent cependant la conception fondamentale d'un certain degré de parenté entre la criminalité et l'organisation, c'est-à-dire en somme la prédestination biologique, sinon absolument nécessaire au moins probable d'un certain nombre d'individus à la carrière du crime.

L'École française, représentée par un médecin Lacassagne, et un philosophe, G. de Tarde, a remis au point ce que les théories lombrosiennes avaient d'excessif. Tout en admettant le fait incontestable de l'anormalité biologique de la plupart des criminels d'habitude, elle rejette l'idée du criminel-né voué au crime par sa seule organisation ; elle fait du criminel d'habitude un produit d'origine sociale, développé sous les influences combinées de l'hérédité, de l'éducation et du milieu social, et aussi des intoxications et des infections. Pour elle en un mot la criminalité est moins un état morbide de la race humaine ou de l'individu que le résultat d'une véritable maladie sociale, d'où la formule célèbre et saisissante : « une société a les criminels qu'elle mérite ».

Grasset étudiant les anormaux dans son livre des « Demi-fous » dont nous avons eu plusieurs fois l'occasion de parler, a bien montré une autre face du problème, qui est l'utilisation sociale des demi-fous. Ces anormaux en effet peuvent suivant les circonstances faire figure de héros ou de criminels; des faits nombreux sont là pour le démontrer.

Et on voit tout de suite la grande portée pratique des théories de l'Ecole française. La criminalité devient un phénomène social susceptible d'être prévenu par des mesures sociales appropriées, et d'autre part une société bien organisée devrait pouvoir utiliser au mieux pour des fins utiles les anormaux qui actuellement constituent un danger redoutable.

Sans aller jusqu'à des essais de reconstruction sociale bien utopiques et aléatoires, il semble bien que de ces discussions un peu philosophiques et théoriques on puisse cependant dès maintenant et pour notre état social actuel tirer des déductions pratiques.

Nous devons reconnaître que l'absolutisme insoutenable de l'École italienne contient cependant une part de vérité. Sans doute possible, les stigmates lombrosiens et les stigmates de dégénérescence en général avec lesquels ils se confondent, s'ils sont fréquents chez les criminels, ne sont nécessaires ni suffisants à déterminer par eux seuls le caractère criminel; il ne saurait y avoir de criminel-né. Mais il n'en reste pas moins qu'une organisation anormale dont l'anormalité se manifeste par les stigmates en question offre un excellent terrain sur lequel la criminalité pourra germer à la faveur de l'action des facteurs sociaux mis en évidence par l'Ecole française. Et une fois constituée par la combinaison de ces facteurs biologiques et sociaux cette criminalité prendra vraiment un caractère constitutionnel; elle deviendra partie intégrante de l'individu.

La conséquence pratique est l'incorrigibilité des récidivistes que sont les criminels d'habitude. C'est là une de ces vérités qu'on n'ose guère proclamer publiquement, parce qu'elle semble antinomique de toute notre formation morale et religieuse, et que pourtant les juristes et les psychiatres avertis et expérimentés vérifient chaque jour. Les dévoués spécialistes des maisons de jeunes détenus savent trop bien que les précoces délinquants dont ils ont la charge ne deviendront que bien rarement d'honnêtes gens après leur sortie; la plupart sombreront vite dans le crime pour les hommes, la prostitution pour les femmes. Un élève de Régis, le Dr Colombier, a étudié à ce point de vue les détenues de la maison spéciale de Cadillac ; il a recueilli l'avis riche d'une longue expérience de la directrice. Il ressort nettement de son étude que l'incorrigibilité de ces délinquantes précoces toutes riches de tares de toutes sortes, est manifeste et indiscutable. C'est un fait, n'en déplaise aux admirateurs de Tolstoï, la tâche des apôtres voués au relèvement des criminels est entre toutes décevante et la « rédemption », si elle n'est pas tout à fait impossible, reste exceptionnelle.

Admettant comme positives et démontrées les données qui précèdent, la question des criminels anormaux devient singulièrement troublante au point de vue de leur responsabilité pénale. L'école italienne, logique avec ses principes, la supprimait tout simplement, ce qui exigeait un bouleversement complet de la législation. Nous ne saurions pour l'instant aller aussi loin, bien entendu, et nous entendons poser le problème pour nos lois actuelles.

Or nous nous trouvons en présence de sujets, dont les neurones psychiques ont un fonctionnement anormal par définition si on peut dire, qui plus ou moins ont subi par eux-mêmes ou par leurs ascendants une atteinte pathologique.

Avec les formules de Grasset et de Régis une fois encore, on devrait soutenir d'une façon théorique et générale que leur responsabilité ne saurait être entière.

On voit tout de suite à quelle absurdité pratique et aussi à quel mépris des notions communes du droit pénal aboutirait une telle conception. En effet il y a une absurdité évidente et par surcroît un danger certain à faire bénéficier de l'atténuation pénale, suite logique de l'atténuation de leur responsabilité, des délinquants dont justement nous venons de dire qu'ils sont récidivistes incorrigibles du point de vue psycho-biologique. La chose heurte le sens commun.

D'autre part la législation pénale, quelles qu'en soient les formes, et quelles qu'en soient les principes directeurs étudiés par les théoriciens du droit, est pratiquement un mode de sauvegarde de la société contre les criminels. Ce sont les criminels qui ont conduit le législateur à élaborer des lois répressives, et c'est principalement contre les récidivistes, les criminels d'habitude que ces lois sont faites, parce qu'ils sont les plus dangereux. Soustraire ces criminels, si peu que ce soit, à l'action des lois, sous le prétexte que la science découvre chez eux des anomalies, voire une parenté plus ou moins lointaine avec la folie véritable, c'est en un certain sens s'insurger contre les lois.

C'est aussi dépasser les données scientifiques, chose plus grave de notre point de vue. Car la science qui a découvert l'existence d'anomalies nombreuses chez la plupart des criminels d'habitude, n'a point montré de façon certaine qu'il existât entre ces anomalies et le crime des rapports de nécessité même relative. Et elle n'a point montré non plus que la pénalité fut radicalement inutile pour ces sujets ; l'incorrigibilité de fait qu'elle constate comme une donnée générale ne signifie point que dans des cas particuliers la peine ne puisse avoir une certaine influence intimidante. Et si la pénalité des lois actuelles lui apparaît comme une thérapeutique insuffisante, il n'en reste pas moins qu'elle est la seule possible ; socialement elle a du moins l'utilité d'un moyen de retardement si on peut dire, et c'est bien quelque chose.

Aussi l'expérience démontre que la trop grande facilité des experts à trouver dans des anomalies plus ou moins vagues des prévenus, des éléments suffisants pour conclure à l'atténuation de la responsabilité, n'aboutit qu'à jeter le discrédit sur l'expertise et sur les experts, à créer un conflit d'opinion entre ceux-ci et les juges ou même l'opinion publique. Les humoristes ont en vérité trop beau jeu à prétendre qu'un expert met son point d'honneur à trouver des anomalies aux prévenus et qu'il peut toujours en trouver s'il sait les chercher. Le moins qu'il puisse en résulter est quelquefois la méconnaissance d'irresponsabilités certaines, par ce que l'affirmation d'atténuations par trop douteuses a ébranlé la confiance.

En conclusion générale, après avoir dans les autres chapitres montré les règles qui établissent dans chaque cas la notion de l'irresponsabilité totale ou de la responsabilité atténuée, nous aboutissons à une conception d'ensemble qui peut se formuler en quelques principes directeurs :

a) Un prévenu doit être tenu pour complètement irresponsable toutes les fois que son acte délictueux apparaît comme une conséquence nécessaire au sens scientifique d'un état morbide dûment caractérisé.

b) Sa responsabilité peut être considérée comme atténuée, si l'acte délictueux, sans être la conséquence absolument nécessaire et prévisible d'un état morbide se trouve cependant lié partiellement à cet état par une relation directe et démontrable.

c) La constatation chez un prévenu d'états morbides caractérisés ou d'anomalies constitutionnelles ou acquises n'apporte aucun élément d'atténuation à sa responsabilité si ces états morbides ou ces tares n'ont avec l'acte délictueux aucune relation directe et scientifiquement démontrable.

DOUZIÈME LEÇON

LA CONCEPTION BIOLOGIQUE DE LA PÉNALITÉ

Conclusion générale. — Division des délinquants étudiés en : 1° Irresponsables justiciables de l'internement ; lacunes de la loi de 1838 en ce qui concerne les aliénés criminels ; 2° Anormaux à responsabilité discutable. — La solution de l'atténuation de la responsabilité n'est pas admissible pour ces derniers sauf à titre exceptionnel. — D'autre part le système pénal actuel est insuffisant à leur égard. — La solution de l'Asile-Prison et de la détention illimitée. — Essais de réalisation pratique de l'école belge.

Les données fournies par les études qui viennent d'être faites dans les précédents chapitres aboutissent à répartir en deux catégories bien distinctes les délinquants susceptibles de ressortir par quelque côté à la médecine légale. Les uns sont complètement irresponsables ; la responsabilité des autres est seulement discutable et n'est jamais complètement supprimée en tout état de cause. Il nous faut maintenant examiner de plus près les conséquences pratiques en ce qui concerne les uns et les autres.

I. Les *irresponsables* en thèse générale sont, on l'a vu, ceux dont le délit est uniquement conditionné par un état pathologique. Ce sont les déments de l'article 64 du Code pénal, et pour eux le bon sens et la loi sont complètement d'accord : ils ne sauraient être punissables à aucun titre. En effet châtier un irresponsable apparaît une idée particulièrement odieuse, et par surcroît le caractère préventif de la peine par l'exemple est ici en contradiction avec la nécessité de l'acte délictueux considéré comme un symptôme morbide.

Mais si la justice les rejette de son domaine, la Société a un double devoir à remplir envers elle-même. Puisque ce sont des malades elle leur doit assistance et elle doit leur fournir des moyens de guérison, et puisque ce sont des malades particulièrement dangereux dont la délinquance est prévisible, au même titre qu'un symptôme pathologique quelconque, elle doit prendre des mesures efficaces de préservation.

Voilà bientôt cent ans qu'à l'instigation des

médecins dont Pinel reste le plus célèbre la Société jusque-là uniquement préoccupée de se préserver par l'incarcération et les chaînes, a conçu l'idée de traiter les fous comme des malades quelquefois guérissables et toujours dignes de pitié. La loi de 1838 qui nous régit encore a organisé le régime des aliénés et posé les règles de leur internement dans les asiles ; elle s'est efforcée de concilier au mieux les nécessités de la préservation sociale et le respect de la liberté individuelle. Elle a rendu et rend encore de grands services et pourtant en dépit de son âge vénérable elle est remise en question depuis une vingtaine d'années. Juristes et médecins y découvrent de nombreuses lacunes et parmi elles il en est une qui nous intéresse particulièrement : la loi ne contient aucune disposition spéciale visant les aliénés criminels.

En pratique quand un délinquant est reconnu irresponsable et qu'intervient un non-lieu en application de l'article 64 C. P., c'est l'autorité administrative qui le fait interner d'office comme « dangereux pour l'ordre public et la sécurité des personnes ». Mais le psychopathe criminel se trouve alors confondu dans la foule des pensionnaires de l'Asile, sans surveillance particulière, sans précautions spéciales pour sa mise en liberté. Celle-ci ne dépend que d'une décision médicale toujours ratifiée par l'autorité administrative. Et les exemples ne manquent malheureusement pas d'aliénés libérés prématurément pour des raisons diverses, qui ont tôt fait de recommencer le cours de leur délinquance.

Vacher fut un de ceux-là. Et la Presse si prompte à dénoncer le danger plutôt théorique des internements injustifiés, ne l'est pas moins à réclamer des mesures énergiques toutes les fois qu'elle vient à enregistrer les méfaits d'un fou trop tôt libéré ou évadé, ou même qu'on a négligé d'interner préventivement en temps utile. Car, et il y a là un autre danger, l'autorité administrative forte de la lettre de la loi ne se décide à prononcer l'internement d'office que si la nécessité en est démontrée par un acte délictueux ou un scandale public ; or, l'internement d'office est le seul possible quand l'aliéné n'a aucun répondant pécuniaire. Et ceci fait qu'un certain nombre d'aliénés des plus dangereux courent les rues au grand dam des citoyens paisibles.

Certaines modifications législatives toujours

en projet depuis près de vingt ans, contiennent des dispositions propres à pallier dans une certaine mesure aux inconvénients graves dont il vient d'être parlé. Des asiles spéciaux ou du moins des quartiers spéciaux, sont prévus pour les aliénés criminels, et leur sortie ne pourrait être prononcée qu'avec des garanties particulières. Sans insister davantage on comprend l'urgence de telles mesures. Ici plus que partout ailleurs ce sont les données médicales qui doivent guider le législateur, et ces données peuvent se résumer dans un principe fondamental : le délinquant médicalement irresponsable doit être interné et mis hors d'état de nuire tant que dure l'état morbide qui a déterminé sa délinquance.

II. Le groupe des délinquants plus ou moins affectés de tares morbides, mais dont la délinquance n'est point une conséquence directe et nécessaire de ces tares, est beaucoup plus disparate que le précédent. Ce sont des anormaux en prenant cette expression dans son sens le plus général, et on leur découvre dès l'abord deux caractéristiques fondamentales. D'une part ils sont pénalement intimidables dans une mesure plus ou moins grande nonobstant leurs tares morbides; d'autre part, du fait même de ces tares, ils ont une tendance marquée à persévérer dans la voie de la délinquance une fois qu'ils y sont entrés. Ils sont donc particulièrement dangereux et portés à la récidive ; les mesures que la Société aura à prendre à leur égard doivent en bonne logique procéder de ces notions.

L'étude médico-légale que nous en avons faite dans les précédents chapitres nous a montré que chez eux la relation entre le délit et l'état morbide n'était pas nécessaire mais indirecte et en un sens contingente, et nous avons vu que la doctrine de l'atténuation de la responsabilité, si elle se pouvait soutenir à leur égard d'un point de vue purement physiologique et psychologique après être née de considérations métaphysiques, se heurtait en pratique à des difficultés insurmontables.

Nous avons vu en effet, que du point de vue médico-légal, l'acceptation du principe conduisait à une extension presque indéfinie du domaine de la responsabilité atténuée. On aurait dû y faire entrer tous les délinquants présentant à quelque degré des anomalies du caractère, autant dire tous les délinquants pour peu qu'on ait voulu y mettre un peu de bonne volonté.

Le corollaire juridique, dans l'état actuel de la législation du moins, consistant dans une atténuation de la pénalité, n'aboutit à rien moins qu'à une absurdité singulièrement dangereuse, qui est de réserver l'indulgence et d'accorder des circonstances atténuantes préalables à des délinquants foncièrement inaptes à en saisir le sens moral, et du même coup de remettre vite en circulation ceux dont il conviendrait justement de se garer avec soin. Et on comprend comment on a pu accuser les médecins qui ont préconisé la responsabilité atténuée, d'être par là même les protagonistes de ce qu'on a appelé l'énervement de la répression, où d'aucuns n'hésitent point à voir une cause efficace d'accroissement de la criminalité. Il y a dans cette opinion une part certaine de vérité, encore qu'il ne faille point oublier la part qu'ont prise à l'élaboration de cette tendance bien d'autres éducateurs de l'esprit public sans attaches médicales d'aucune sorte, mais il serait injuste et illogique d'en conclure d'emblée à la faillite de la psychiatrie médico-légale. L'évolution actuelle des idées médicales tend en effet, tenant un meilleur compte des faits révélés par l'expérience, à chercher d'un autre côté l'utilisation pratique des données fournies par l'étude psycho-biologique des délinquants anormaux, et si on peut reprocher aux médecins d'avoir induit en erreur les magistrats chargés d'appliquer les lois pénales, on doit reconnaître que les résultats acquis par l'étude de l'anthropologie criminelle, toutes exagérations doctrinales mises à part, ont grandement contribué à orienter la science pénale vers les tendances qu'elle manifeste actuellement. Nous voyons que la notion ancienne du châtiment tend à faire place à celle de la préservation sociale ; nous avons vu apparaître la notion de l'individualisation des peines c'est-à-dire de la peine proportionnée à la personnalité du délinquant plus qu'à la nature du délit, notion bien peu juridique peut-être mais profondément biologique.

Les auteurs même qui ont montré la plus vive ardeur à soutenir la doctrine de la responsabilité atténuée, n'ont pu manquer d'être frappés par l'insuffisance du système pénal actuel à l'égard des anormaux, et ils ont été amenés tout naturellement à poser la question d'une réforme des institutions pénitentiaires. Grasset fut de ceux-là.

Reconnaissant que pour ses demi-fous la demi-responsabilité dont il s'était fait l'éloquent défenseur ne devait point aboutir à une simple indulgence bien dangereuse, il en était arrivé à la conception d'une demi-pénalité un peu singulière à la vérité, synthétisée dans le terme d'asile-prison. L'asile-prison, la *casa di custodia* des auteurs italiens, serait comme le nom l'indique une institution hybride, à but à la fois pénitentiaire comme la prison, et curatif et préservatif comme l'asile. On y traiterait les prisonniers comme des malades et pendant tout le temps nécessaire à leur complète guérison, ce qui pour certains anormaux constitutionnels équivaudrait en fait à un internement perpétuel. Grasset ne s'est point embarrassé dans les détails d'application d'une mesure bien faite pour bouleverser toutes les idées traditionnelles ; il a seulement indiqué pour répondre d'avance à certaines objections que les pensionnaires de l'asile-prison entrés comme détenus pour un temps limité suivant le délit commis, ne seraient plus ensuite que retenus à titres de malades, distinction à la vérité un peu subtile et qui sent le jeu de mots.

Quoi qu'il en soit l'idée trouva une certaine faveur auprès des psychiatres. Et en 1911, dans

la revue « l'Encéphale », MM. Sérieux et Libert
ont publié une étude historique très intéressante
sur la Bastille d'où il ressort que l'ancien régime,
avec les lettres de cachet, avait réalisé l'asile-
prison, avant la lettre, pour les anormaux, les
déséquilibrés et les amoraux de tous genres.
Mais en France du moins, les choses en res-
tèrent là ; l'opinion publique et les milieux juridiques ne furent pas atteints si on peut dire.

Pourtant l'idée valait la peine d'être discutée.
Elle vient justement de l'être en Belgique, et au
Congrès de médecine légale des médecins de
langue française tenu à Bruxelles en mai 1921,
on a vu des médecins comme le Professeur
Heger Gilbert et le Dr Verbaeke étudier avec des
magistrats comme MM. Holvoet et Corbray, sous
la présidence du ministre de la justice M. Van-
dervelde, les réformes pénitentiaires indiquées
par les données biologiques pour les anormaux
délinquants. Il y a, dans cette collaboration des
médecins et des juristes un fait nouveau qui doit
être signalé, et certainement l'amorce sinon de
grandes réformes au moins d'innovations inté-
ressantes ; il était temps de voir cesser l'incom-
préhension mutuelle des milieux juridiques et
médicaux et on ne peut que souhaiter de voir la

France suivre la voie ouverte par nos amis de Belgique.

Les principes directeurs de l'École belge sont les uns immédiatement réalisables dans le cadre des institutions actuelles, les autres seulement applicables à la condition de réformer préalablement et profondément les idées fondamentales en matière de droit pénal. Déjà, depuis la guerre, il existe dans toutes les prisons du royaume un service spécial, confié à des médecins, qui pratique l'examen systématique de tous les détenus, et établit pour chacun une fiche détaillée, riche de renseignements sociologiques, biologiques et médicaux. Déjà aussi le fonctionnement de ce service a permis un véritable triage psychiatrique des détenus, et leur répartition dans des quartiers séparés. Les uns, demi-fous améliorables sinon curables, sont placés dans le quartier psychiatrique ; d'autres sont traités pour des affections médicales comme la tuberculose ou la syphilis ; ceux qui jeunes encore ont surtout des tares éducatives sont dirigés sur des quartiers de prison-école ; les incorrigibles seuls se voient réserver le régime cellulaire classique. Surtout, pour la grande masse des détenus, le service anthropologique s'est efforcé d'obtenir une organisation du travail en prison plus rationnelle et plus utile à la fois pour les prisonniers et pour la Société. Dans la conception de la prison usine belge, le travail fastidieux et horriblement coûteux de la fabrication de l'étoupe, cher à nos prisons françaises, devient un travail adapté aux aptitudes de chacun, plus rémunérateur, et qui constitue en fait pour les détenus à la fois une distraction, une récompense, et le seul moyen efficace de relèvement. Il est utile de noter que si les Belges se préoccupent de procurer aux prisonniers un moyen de se créer des ressources pour le moment de leur sortie, et de leur faire payer en même temps leur entretien, ils ne paraissent pas s'être inquiétés d'une idée bien française émise par M. Monis du temps qu'il était ministre de la Justice et reprise par M. le Procureur général Maxwell dans son livre sur « Le Crime et la Société », celle de faire servir le travail des détenus à la réparation du préjudice causé par leurs fautes.

Il est trop tôt encore pour juger d'après des résultats positifs les réformes pénitentiaires belges. A tout le moins l'effort tenté pour une étude systématique des détenus ne peut que fournir des données utiles, et il serait désirable de voir la France suivre le mouvement. Sur l'organisation du travail il y a évidemment beaucoup à faire, et encore que cette question sorte en apparence du terrain médico-légal il paraît que l'idée de MM. Monis et Maxwel vaudrait d'être mise en pratique ne fût-ce que comme une pénalité peut-être mieux adaptée que les pénalités actuelles à la mentalité des délinquants d'habitude et partant plus efficace. On ne saurait en tout cas lui faire le reproche que font certains au système belge de rendre la détention trop aimable et d'autant moins redoutable.

Mais le système du travail réparateur ne se conçoit qu'avec une modification profonde du droit pénal. Il faudrait en effet substituer en principe à la peine d'une durée fixée d'avance en raison de la gravité du délit une détention indéterminée dont le temps durerait autant qu'il faudrait pour que le détenu ait pu réparer par son travail le préjudice causé. Et c'est là le grand écueil qui vraisemblablement fera longtemps encore échouer tous les efforts dans ce sens, car le législateur si peu conservateur qu'il puisse être, conserve le respect des principes séculaires.

On le voit bien pour la partie théorique et idéale du système belge qui consiste essentiellement dans l'institution d'une pénalité de durée proportionnée non plus à la gravité légale du délit mais à la personnalité du délinquant. Celui-ci devrait être retenu, dans des établissements spéciaux bien entendu, tant que son anormalité persistante le rendrait socialement dangereux. La libération tantôt provisoire et surveillée, tantôt définitive suivant les cas, serait prononcée par des institutions spéciales où des médecins spécialisés siégeraient à côté des magistrats. C'est en somme, plus étudiée dans les détails la conception de l'asile-prison de Grasset, avec sa détention indéterminée, et son but curatif et préservatif substitué au châtiment légal, et on y retrouve le rôle prépondérant du médecin pour déterminer dès l'abord l'anormalité des délinquants justiciables de cette législation spéciale, pour décider plus tard de la guérison et de la libération.

Tout ceci est en accord rigoureux avec les données positives de l'étude biologique des délinquants, et on pourrait y retrouver comme un reflet lointain et atténué des idées de l'École italienne logiquement tirées des conceptions

lombrosiennes. Mais comme ces dernières et
encore que moins outrées, les théories basées
sur la peine indéterminée pour les anormaux
heurtent violemment non seulement les principes
fondamentaux du droit pénal mais aussi ce qui
est plus grave le sentiment public. Celui-ci à
l'heure actuelle ne saurait admettre la peine
indéterminée, et la subtile distinction de Grasset
entre la détention et la rétention lui échapperait
certainement. Il admettrait encore moins si possible le pouvoir en un sens exorbitant que cette
conception tend à conférer aux médecins, et il-
semble bien que ces derniers eux-mêmes en soient
quelque peu effrayés.

Quelque intéressante que soit l'idée son heure
n'est pas arrivée, mais sa discussion n'en comporte pas moins des indications utiles et des
déductions fécondes. On voit en premier lieu
que l'étude médicale des délinquants, si elle
aboutit à déceler chez la plupart d'entre eux des
tares et des anomalies incontestables, ne doit
cependant pas conduire à la conception d'une
indulgence faite de sentimentalisme dévoyé,
mais singulièrement dangereuse. L'ère de la
responsabilité atténuée doit être close puisque
la pratique en montre l'erreur; les médecins

ont mieux à faire qu'à soustraire les délinquants à l'action de la justice.

Au contraire tout leur montre que pour les anormaux la pénalité est encore la meilleure thérapeutique prophylactique, et comme nos confrères de Belgique, nous avons le devoir de collaborer avec les juristes pour trouver la thérapeutique la plus efficace. Et sans s'égarer dans des utopies au moins prématurées, il paraît bien que des améliorations sont possibles dès maintenant, et en conformité avec le sentiment général : Ce sont :

1. Une organisation rationnelle de l'expertise psychiatrique généralisée à tous les délinquants, ou au moins aux récidivistes, non dans le but d'atténuer leur responsabilité, mais pour fournir aux juges des éléments complets d'appréciation.

2. Une réorganisation du service médical des prisons dans le sens d'un organisme d'étude et de sélection psycho-physiologique des détenus, et de traitement efficace pendant la détention des anomalies et des tares curables ou améliorables comme les toxicomanies ou certaines tares éducatives.

3. Une réforme pénitentiaire comportant une meilleure organisation du travail et surtout

l'aggravation des peines pour les récidivistes. Mais ici nous sortons trop de notre cadre et de notre compétence pour insister davantage.

Par ces conclusions et pour terminer cette étude on peut voir que si à une certaine époque la science pénale juridique et la médecine légale ont semblé s'engager dans des voies divergentes et en un sens opposées, l'évolution des idées les amène aujourd'hui à une compréhension mutuelle et à une collaboration étroite dans la lutte contre la maladie sociale que constitue la criminalité.

TREIZIÈME LEÇON

LA PRÉSERVATION SOCIALE
CONTRE LES IRRESPONSABLES

L'utilité des mesures préventives contre les méfaits prévisibles des irresponsables. — Les dispositions légales. — L'interdiction, sa portée; elle s'applique surtout aux actes de la vie civile. — L'internement; la loi du 30 Juin 1838. — Les projets de réforme du régime des aliénés.

Les solutions auxquelles aboutit en fin de compte l'étude qui vient d'être faite, soit l'internement des irresponsables dans les asiles et une pénalité adéquate dont la formule reste à trouver pour les anormaux, restent des solutions incomplètes du point de vue social. Elles n'interviennent en effet qu'après coup, quand le mal est fait. Et comme d'autre part la conception médicale de l'irresponsabilité participe avant tout de la notion du mobile pathologique et de la prévisibilité scientifique des réactions délictueuses considérées comme des symptômes morbides, le simple bon sens indique qu'il vaudrait mieux agir par avance, et invoquant l'irresponsabilité à titre pour ainsi dire préventif, mettre les irresponsables hors d'état de nuire préalablement à tout acte délictueux de leur part.

Cette nécessité élémentaire si on peut dire ne pouvait manquer de frapper les législateurs et nous avons dans nos lois deux mesures légales, l'interdiction et l'internement, dont nous devons examiner la portée et la valeur en fonction des données médicales.

Mais avant d'aller plus loin il est nécessaire de faire remarquer que l'irresponsabilité préventive qu'elles consacrent a un domaine beaucoup plus étendu que celui de la délinquance où nous sommes restés confinés jusqu'ici. En effet le législateur s'est bien préoccupé dans une certaine mesure de mettre hors d'état de nuire préventivement les individus présumés irresponsables, mais il paraît avoir surtout envisagé chez eux l'incapacité pour les actes de la vie civile tels que le mariage, le divorce, la gestion, l'acquisition et la transmission des biens. L'interdiction édictée par le Code civil vise seulement l'incapacité civile; l'internement organisé postérieurement par une loi spéciale en 1838 est une mesure qui procède plutôt de l'irresponsabilité pénale, et on ne peut guère expliquer l'absence de corrélation nécessaire entre ces deux positions que par la tradition juridique de séparer soigneusement le civil du criminel.

I. — *L'interdiction*, édictée par les articles 489 à 512 du Code civil, est une mesure légale qui enlève à celui qui en est l'objet l'exercice de ses droits civils et l'assimile à un mineur; l'interdit est en conséquence pourvu d'un tuteur qui prend charge de sa personne et de ses biens.

Elle est prononcée par le tribunal civil de première instance et susceptible d'appel, à la demande d'un parent ou d'un époux, et ne peut être levée que par un nouveau jugement rendu dans les mêmes formes.

L'article 489 du Code civil nous intéresse surtout, en ce qu'il définit les conditions du trouble mental nécessaires pour légitimer l'interdiction : « Le majeur qui est dans un état habituel d'imbécillité, de démence ou de fureur, doit être interdit même lorsque cet état présente des intervalles lucides. » Nous avons donc pour arriver à délimiter le domaine médico-légal de l'interdiction à traduire en quelque sorte en termes médicaux les expressions un peu vagues du Code, et en second lieu à étudier la question épineuse des intervalles lucides.

Encore que plus explicites que l'unique « démence » de l'article 64 du Code pénal, les mots démence, imbécillité et fureur s'ils étaient pris au pied de la lettre limiteraient de façon singulière le champ de la mesure dont il s'agit; seuls les grands insuffisants psychiques et les furieux à grand orchestre seraient appelés à la subir. Fort heureusement, comme il est advenu pour l'article 64 du Code pénal, la jurisprudence fait des termes de l'article 489 une très large interprétation, et il faut entendre qu'il s'applique à tous les psychopathes dont l'irresponsabilité est flagrante pour les actes de la vie civile, sous la seule condition que leur état morbide soit habituel, c'est-à-dire durable.

Par là l'interdiction se trouve limitée en fait aux états chroniques ou au moins subaigus. Les états maniaques et mélancoliques où l'emprise des conceptions délirantes sur la vie pratique est totale et des plus apparentes, la paralysie générale et les démences organiques sont de ce nombre. Par contre les délires aigus toxiques à

évolution généralement rapide, et les états constitutionnels quant au fond mais à manifestations
rares et isolées, épisodiques en quelque sorte,
comme les états obsédants dont il a été parlé
plus haut, ne sauraient motiver une interdiction,
le désordre des idées n'étant point habituel au
sens de la loi.

En fait, du reste, l'interdiction est assez rarement appliquée et ceci pour deux raisons. La
première est qu'il s'agit d'une mesure d'ordre
judiciaire exigeant des formalités minutieuses
et entraînant une certaine publicité ; les familles
ne s'y décident que s'il y a de gros intérêts en
jeu. La seconde réside dans la nécessité d'une
demande formée par un parent ; les aliénés dont
l'état est méconnu par leurs proches y échappent
de ce fait, et c'est trop souvent le cas des délirants chroniques dans les premières phases de
leur maladie.

Les persécutés en effet mettent un certain
temps à fixer leurs conceptions délirantes, et
celles-ci peuvent fort bien prendre un masque
de vraisemblance qui en rend la véritable nature
incompréhensible pour l'entourage. La chose
apparaît particulièrement grave quand la première manifestation du délire de persécution

consiste dans un sentiment d'inimitié et de défiance, plus ou moins justifié en apparence, à l'égard de l'entourage immédiat et plus spécialement à l'égard de l'autre conjoint. Interprétant dans le sens de son délire les faits de la vie courante, appuyant ses griefs de raisonnements d'apparence parfaitement logique et sensée, trouvant parfois de ce chef des encouragements chez des gens qu'il parvient à convaincre, le persécuté échafaude contre son conjoint tout un système cohérent de plaintes, dont il va chercher la solution logique et légale dans une procédure de divorce. Et il l'obtient le plus souvent, car aux yeux des hommes de loi qui interviennent et à ceux même des autres membres de la famille, quelque peine qu'ils en éprouvent, la folie n'apparaît pas encore, d'autant que comme on sait le délire chronique permet pendant un temps souvent fort long la continuation de la vie sociale et professionnelle.

De tels faits ne sont pas absolument rares. Régis en a cité où la preuve n'a été faite que tardivement, l'état d'aliénation étant devenu patent et ayant entraîné l'internement plusieurs mois ou plusieurs années après le divorce prononcé.

Il est d'autres états psychopathiques encore plus facilement méconnus et qui pourtant introduisent dans la détermination des actes de la vie courante un facteur de nature pathologique indéniable. Ce sont les cas atténués de cette folie dite circulaire décrite par deux psychiatres français Baillarger et Falret, et dont Kræpelin a fait avec sa psychose maniaque dépressive la base de l'aliénation mentale constitutionnelle. Ces malades passent par des phases successives d'excitation mentale et de dépression de durée très variable, avec des intervalles de santé mentale parfaite et ceci peut-on dire toute leur vie, l'affection étant dans la règle chronique et incurable.

Dans les formes typiques au cours des accès les malades font franchement figure de vrais maniaques ou de mélancoliques et sont considérés sans peine comme des aliénés véritables. Mais bien plus souvent ils n'ont pas de véritable délire ; seul leur comportement varie et même alors c'est principalement la succession de phases opposées et en quelque sorte contradictoires qui fait poser le diagnostic.

Dans la phase d'excitation ils offrent tout l'aspect d'une santé débordante et d'une activité excessive. Continuant leurs occupations ordinaires, sans cesse en action, ils sont bavards, orgueilleux, enclins à voir tout en grand et en rose, et en conséquence tout prêts à engager des affaires grandioses mais disproportionnées avec leurs moyens réels; irritables par surcroît ils sont volontiers querelleurs et processifs. Tout cela, qui ne sent guère la folie, qui peut même provoquer l'admiration de certaines personnes peu éclairées, ne va point sans dommage possible pour la famille et pour les biens du malade. Cependant, il s'agit sans aucun doute d'actes de nature pathologique, pour lesquels l'irresponsabilité est manifeste, ces actes étant conditionnés sinon dans leur nature, au moins dans leur forme par la maladie.

Et puis, soit brusquement, soit après une période d'intermittence, le tableau change. Le malade apparaît fatigué, abattu, triste, sans force, ni énergie. Il reste inactif, négligeant les affaires les plus urgentes et voit tout en noir.

Et le cycle recommence indéfiniment. On conçoit combien de tels individus, continuant de vivre en société, mariés, pères de famille, occupant des situations sociales plus ou moins importantes, sont susceptibles de semer autour d'eux, du fait de leur état morbide, des petits et même des grands malheurs. Et pour eux l'interdiction n'est pas de mise, l'état de folie n'est pas assez apparent au moins pour un certain temps, celui où ils sont justement les plus dangereux. Contre ces hypomanes, comme on les appelle dans leurs périodes agitées, on est à peu près désarmé.

Du point de vue qui nous occupe, on voit que l'interdiction ne peut être considérée que comme une mesure de préservation très incomplète; son effet social se limite à la préservation des patrimoines, et encore seulement pour une catégorie restreinte d'aliénés.

Les intervalles lucides dont parle l'article 489 du Code civil, et dont l'existence ne doit point faire obstacle à l'interdiction, peuvent être compris dans deux sens différents suivant qu'on se place au point de vue des gens du monde ou à celui des psychiatres. Pour les premiers la marque de la folie réside uniquement dans le désordre des idées, et on a tôt fait de parler d'intervalle lucide dès qu'un aliéné, même dûment étiqueté tel par les médecins, émet quelque idée paraissant raisonnable ou sensée, ou bien paraît se rendre un compte exact de la réalité ambiante. Seuls les déments profonds et les grands délirants aigus dont l'état est pratiquement continu sont considérés comme des fous authentiques. Au vrai ces intervalles ou plutôt ces moments lucides qui sont la règle dans toutes les formes de folie n'ont qu'une durée très courte ; simples incidents passagers ils sont bien incapables d'interrompre de façon valable le cours des conceptions délirantes et surtout ils ne peuvent influer en aucune manière sur la conduite générale de l'aliéné qui reste dominée de façon exclusive par ces conceptions et participe de leur nature morbide. A leur égard la restriction de l'article 489 du Code civil est donc parfaitement justifiée.

Mais le véritable intervalle lucide des psychiatres est autre chose. C'est un retour complet à l'état normal compris entre deux accès de folie, ce qu'on appelle une intermission. Des intermissions de ce genre se voient particulièrement au cours de cette folie circulaire dont il vient d'être parlé plus haut : entre une période agitée et une période dépressive ou après un accès complet ou les deux périodes se sont succédées sans solution de continuité, le malade retrouve une santé mentale parfaite et recommence de se comporter en tout comme un individu normal. Jusqu'à ce qu'intervienne un nouvel accès, médicalement parlant, il a récupéré la pleine responsabilité de ses actes, ceux-ci n'étant plus commandés par des facteurs pathologiques.

Or, la loi ne distinguant point entre les intervalles lucides et les intermissions vraies, il peut arriver qu'un malade interdit au cours d'un accès continue de subir les effets de l'interdiction alors que cet accès a pris fin, motif tiré de ce que la répétition des crises en rend le retour prévisible. Régis a bien vu tout l'odieux de cette conséquence; il fait remarquer que sur ce point le droit romain, reconnaissant la responsabilité et la capacité civile des aliénés pendant les intermissions de leur maladie, se trouvait mieux que notre législation actuelle, en accord avec les données scientifiques.

II. — *L'internement* est la mesure qui consiste à placer un aliéné dans un établissement spécial public ou privé, où il sera traité médicalement et en même temps retenu, c'est-à-dire en fait privé de sa liberté. C'est donc le moyen préventif idéal contre le danger social que représentent les irresponsables, ainsi mis par avance hors d'état de nuire, mais c'est aussi une mesure d'une gravité singulière dans un temps où le principe de la liberté individuelle est à la base de toutes les institutions. On conçoit qu'il faille des garanties particulières; ce sont elles qu'énumère la loi française du 30 Juin 1838 sur le régime des aliénés.

Ces garanties sont de deux ordres, procédant d'une part de l'intervention constante de l'autorité administrative ou judiciaire, d'autre part de la justification médicale des nécessités qui commandent l'internement.

L'autorité administrative intervient d'abord pour le placement, soit qu'elle l'ordonne elle-même quand l'état de l'aliéné compromet l'ordre public ou la sécurité des personnes (placement d'office, art. 8), soit qu'elle se borne à le contrôler quand ce placement dit volontaire est fait à la demande d'un conjoint, d'un parent ou d'un tuteur. Elle intervient encore par des visites ou par l'exigence des certificats périodiques pendant tout le séjour de l'aliéné; elle peut exiger sa mise en liberté ou inversement s'y opposer quand l'aliéné lui paraît demeurer dangereux pour l'ordre public ou la sécurité des personnes. En outre il peut toujours être fait appel en quelque sorte au tribunal qui après vérifications nécessaires, ordonnera s'il y a lieu, la sortie immédiate (art. 29).

Mais, encore qu'il en soit peu parlé dans le texte de la loi, c'est la justification d'ordre médical qui en droit et en fait a la plus grande importance. Pour le placement d'abord; la pièce essentielle est un certificat de médecin indiquant la nécessité de l'internement quand il s'agit d'un placement volontaire, et si le préfet peut en droit ordonner un placement d'office, en fait il se couvre toujours par un certificat médical. La seule différence réside dans le choix du médecin, exercé par la famille dans le placement volontaire, par l'autorité dans le placement d'office; en aucun cas du reste ce ne peut être un médecin attaché à l'établissement.

Pour le maintien et la sortie de l'aliéné interné, si le droit appartient légalement soit à l'autorité qui a ordonné le placement d'office, soit dans les placements volontaires à certaines catégories de personnes énumérées par l'article 14, soit au tribunal dans quelques cas exceptionnels, en fait et le plus habituellement ce sont les médecins de l'établissement qui détiennent le pouvoir réel. Sauf exception, en effet, l'autorité compétente se range à leur avis, ce qui se conçoit sans peine puisqu'aussi bien il n'y a là qu'une question de diagnostic. De toute évidence, hors le cas en somme assez rare de folie manifestée publiquement par un scandale ou des actes délictueux, seul le médecin a la compétence nécessaire pour reconnaître le trouble de l'esprit si souvent méconnu qui caractérise l'aliénation mentale, et pour prévoir le danger éventuel qui en résulte et nécessite l'internement. D'autre part les examens successifs de l'interné faits d'abord par les médecins inspecteurs de la préfecture, par les médecins spécialistes de l'établissement ensuite, paraissent des garanties on ne peut plus efficaces contre les erreurs du médecin rédacteur du certificat initial. Et cependant, bien qu'aucun cas authentique de séquestration injustifiée n'ait pu encore être cité, il y a dans l'esprit de beaucoup de personnes un sentiment de méfiance à l'égard de ce qu'elles considèrent comme un pouvoir monstrueux donné aux médecins ; quelques-uns vont jusqu'à penser, s'ils n'osent le dire, tout haut que le certificat d'internement dans quelques cas pourrait bien n'être autre chose qu'une véritable lettre de cachet. Il y a, dans un livre d'Abel Hermant, intitulé *M. de Courpière marié*, un chapitre où l'on voit que l'auteur professe des idées à coup sûr spirituelles mais par ailleurs erronées sur la facilité avec laquelle une famille désireuse de se débarrasser d'une personne gênante peut tromper les plus savants aliénistes.

La crainte des séquestrations injustifiées a certainement pour une bonne part inspiré les auteurs des projets de réforme du régime des aliénés qui depuis 1870 ont été présentés au Parlement et dont du reste aucun n'a pu aboutir. Elle inspire encore dans une mesure à la vérité quelque peu diminuée, les projets contemporains de M. Strauss et de M. Grinda. On voit en effet dans le premier qu'un internement volontaire ou prononcé d'office ne peut dépasser six mois sans qu'intervienne une décision judiciaire; le second institue en avant des asiles destinés aux seuls malades dûment incurables, des quartiers d'observation pour les curables où ils seront admis sans certificat médical, mais qui seront placés sous le contrôle d'un médecin inspecteur. L'un et l'autre comportent à la fois une disposition heureuse constituant un progrès, et une terminologie fâcheuse qui ne va pas sans inconvénients.

La disposition heureuse est constituée par l'institution de la cure libre et de la possibilité d'admettre certains malades dans les établissements spéciaux sur leur propre demande. Nous avons vu en effet qu'il existe des malades sujets à des accès périodiques d'états plus ou moins apparentés à l'aliénation véritable, entraînant en tout cas l'irresponsabilité au sens médical pendant toute leur durée, comme les états obsédants des exhibitionnistes, qui sentent, en quelque sorte, venir leur maladie, la redoutent, et souvent voudraient bien pouvoir trouver un abri contre elle. La chose, sans être absolument impossible sous le régime de la loi de 1838, est au moins difficile, et la répulsion bien légitime qu'inspire l'asile n'est pas pour la faciliter. Avec un hôpital ou un quartier distinct de l'asile proprement dit, c'est-à-dire sans internement véritable, nul doute que ces malheureux psychopathes conscients de leur état ne puissent venir y chercher un refuge dont ils sauront pouvoir sortir à volonté, et des soins éclairés.

D'autre part la possibilité de la cure libre, sans la tache quasi infamante de l'internement, rendrait plus facile le traitement d'un grand nombre de psychopathes petits ou grands que les familles pour des raisons faciles à saisir hésitent à placer dans des établissements à destination trop connue.

Malheureusement une autre disposition générale vient détruire le bon effet de la précédente et en outre aggraver de manière appréciable le sort de tous les malades mentaux sans être compensée par des avantages visibles. C'est celle qui soumet à la surveillance et au contrôle administratif ou judiciaire tous les malades mentaux traités dans des maisons privées ou même à leur propre domicile, quand ce traitement comporte l'isolement (projet Grinda), ou la restriction habituelle de la liberté de communication avec le public (projet Strauss). Ceci étend de façon singulière la zone de surveillance administrative jusqu'ici limitée aux seuls aliénés internés c'est-à-dire considérés comme dangereux à quelque titre, et il est à craindre qu'en cherchant à faciliter le traitement des maladies mentales un tel projet ne le rende très difficile pour un certain nombre de malades. Vouloir restreindre l'internement en favorisant la cure libre, et d'un autre côté entourer cette cure libre de formalités qui en font tout de même une manière d'internement déguisé constitue évidemment un paradoxe législatif.

En réalité, il n'apparaît point que la loi de 1838 soit si mauvaise qu'il faille à toute force la changer. Elle s'applique en effet aux aliénés dangereux qu'il faut de toute nécessité maintenir enfermés, et elle garantit leurs droits de façon sinon parfaite du moins très suffisante. Et pour les autres malades mentaux, ceux qui ne sont point dangereux on ne voit pas le besoin d'une législation qui aboutirait à en faire des manières de lépreux modernes. Il suffirait de prendre à leur égard des mesures d'assistance, de leur ouvrir des services dans les hôpitaux ordinaires, où est leur vraie place.

Car la caractéristique légale de l'aliéné justiciable de l'internement c'est le danger éventuel qu'il représente, et l'irresponsabilité qui découle de sa maladie, le premier terme étant fonction du second. Aussi voit-on l'opinion publique représentée par la presse manifester de temps à autre une tendance en quelque sorte opposée à celle des législateurs dont il vient d'être parlé. Tandis que ceux-ci cherchent des garanties compliquées contre le danger, tout théorique du reste, des internements trop faciles, l'opinion a tôt fait de s'émouvoir dès qu'un fou en liberté commet quelque méfait plus ou moins retentissant. Comment y a-t-il tant de fous en liberté? s'écrient les journaux.

Tout simplement parce que si la loi est sage et bonne, elle n'est pas toujours bien appliquée, et que l'internement d'office n'est pas si facile qu'on croit à obtenir. Pour que l'autorité, dans l'espèce le maire ou le commissaire de police, consente à se mettre en branle, il lui faut un fait patent, voies de fait ou scandale sur la voie publique, c'est-à-dire qu'elle agit après coup, trop tard. Et si dans les grandes villes l'aliéné dangereux est tout de même assez vite mis hors d'état de nuire davantage, dans les campagnes la crainte de voir le maigre budget communal supporter les frais de l'internement retient les maires ; quand l'aliéné dûment connu et redouté n'a personne qui veuille bien en prendre la charge, ils attendent d'avoir la main forcée.

Qu'on y joigne les fous errants dont personne n'a cure, à la manière de Vacher, les persécutés solitaires ruminant de longs mois leur délire dont nul n'a connaissance, et les aliénés méconnus que la famille s'obstine à considérer comme de simples nerveux inoffensifs, et on comprendra l'étendue d'un danger social qu'il ne faut pas assurément exagérer, mais qu'il ne convient pas de méconnaître.

Contre ce danger, les projets Strauss et Grinda

n'apportent point de nouveau remède, et là est, à notre point de vue, leur vice capital. Ils n'organisent pas de façon plus satisfaisante que la loi de 1838 qu'ils prétendent remplacer ce qu'on peut appeler la prévention de l'irresponsabilité.

Il semble cependant que la chose pourrait être mise sur pied sans grandes modifications. Il suffirait de considérer l'aliénation mentale comportant un danger éventuel à l'égal des maladies contagieuses et épidémiques dont la déclaration est obligatoire d'après la loi de 1902. Mais ce n'est plus au médecin que cette déclaration peut être demandée, bon nombre d'aliénés de cette catégorie n'ayant point l'habitude d'aller le consulter pour une maladie qu'ils ignorent, et les plus redoutables étant justement ceux qui n'ont personne autour d'eux pour s'émouvoir de leur manière d'être. Ce devrait être aux autorités locales, municipales et policières, appelées par fonction à connaître des agissements des citoyens, qu'incomberait le devoir de déclarer à l'autorité préfectorale les individus réputés aliénés. Le préfet les ferait examiner et prononcerait l'internement d'office si leur état apparaissait susceptible de compromettre l'ordre public ou la sécurité des personnes. Il n'y faudrait qu'un changement de formule, la constatation d'un danger potentiel et non plus passé.

Il est toutefois fort probable qu'une telle modification de la loi aurait contre elle tout le public qui y verrait une atteinte intolérable à la liberté individuelle; elle n'a donc aucune chance d'être de sitôt prise en considération. L'idée valait pourtant la peine d'être émise.

Car en cette matière comme dans bien d'autres la connaissance scientifique peut bien conduire par voie logique à des conclusions pratiques rigoureusement déduites qui nous semblent l'idéal tant que nous restons confinés sur notre terrain proprement scientifique, mais elles doivent en quelque sorte, pour employer le langage de la mécanique, se composer avec d'autres données d'origine différente, en particulier avec des données d'ordre sentimental, et la résultante de cette composition n'est plus qu'un compromis. C'est ce qui nous arrive pour les irresponsables. Il importe à la Société de se protéger, mais elle ne peut y arriver que d'une façon relative et incomplète. Les deux mesures également sages dans leur principe, de l'interdiction et de l'internement ne peuvent comme on l'a vu s'appliquer à tous les cas où elles seraient scientifiquement nécessaires, et ceci pour des raisons d'ordre social et moral.

Aussi bien, en cette matière, la loi ne peut jouer de façon vraiment efficace que si l'opinion publique est suffisamment éclairée pour pouvoir se méfier des irresponsables à bon escient en les considérant comme des malades qu'ils sont, et pour faire crédit aux médecins. Dans l'état actuel de notre civilisation, il est nécessaire à ceux qui se piquent de culture générale de posséder quelques notions élémentaires non sur la psychiatrie elle-même qui reste en tout état de cause une affaire de spécialistes, mais sur la véritable signification juridique et sociale de la folie et des anomalies mentales.

C'est cette idée qui nous a guidé dans la conception de ces leçons où nous nous sommes efforcé de mettre en relief quelques principes fondamentaux et de dissiper un certain nombre d'idées fausses encore qu'assez répandues. L'assiduité flatteuse d'auditeurs appartenant en grande partie au public extra-médical, en particulier au milieu juridique, nous a été un précieux encouragement.

FIN

TABLE DES MATIERES

Bibliothèque
des Connaissances médicales

DIRIGÉE PAR LE DOCTEUR APERT

AVERTISSEMENT

La librairie Flammarion entreprend, sous le titre de *Bibliothèque des Connaissances médicales*, la publication d'une série de volumes sur les sujets les plus intéressants des sciences médicales ; la liste des premiers volumes parus ou en préparation, telle qu'on la trouvera ci-dessous, montrera que les auteurs qui ont bien voulu nous apporter leur collaboration, appartiennent au corps enseignant de nos Facultés et Ecoles de Médecine, ou au corps médical de nos hôpitaux ; elle témoigne à elle seule de la compétence et de la conscience avec laquelle sont écrits ces volumes.

Ils sont rédigés de telle sorte que leur lecture, non seulement soit intéressante et fructueuse pour les médecins et pour les étudiants en médecine, mais aussi soit accessible au grand public cultivé, dépourvu de connaissances spéciales, mais apte, par une bonne instruction générale, à comprendre des sujets scientifiques spéciaux, pourvu qu'ils soient clairement exposés.

Il a suffi pour cela d'exprimer en français usuel les choses telles qu'elles sont, en n'employant les mots techniques indispensables qu'après avoir expliqué leur signification, et en débarrassant le style médical de ces formules cabalistiques héritées de nos pères, conservées par la tradition, respectables certes du fait même de leur ancienneté, mais qu'il y a intérêt à abandonner comme nous avons abandonné la robe doctorale et la perruque.

Nous sommes convaincus, en agissant ainsi, de satisfaire les médecins eux-mêmes. La science médicale s'est dans ces dernières années tellement perfectionnée, et forcément tellement compliquée; elle s'est subdivisée en tant de spécialités particulières dont chacune a son langage spécial, que bien des médecins praticiens n'ont pu suivre le détail de cette évolution, et seront heureux de trouver exposées dans ces volumes les notions récemment introduites en médecine, dépouillées d'une nomenclature trop spéciale et trop technique.

Rien ne s'oppose à une telle simplification et clarification du langage médical. La médecine n'est plus maintenant ce qu'elle a été trop longtemps, une sorte d'art hermétique. Au temps des bonnets pointus, plus récemment même, au temps de la redingote, de la cravate blanche, du tube, et de l'allure sacerdotale, le médecin se souciait peu d'expliquer au malade des faits qui pour lui-même restaient le plus souvent inexplicables, et il se contentait d'édicter comme un oracle des prescriptions quelque peu sybillines.

Aujourd'hui, la médecine est devenue sur bien des points, sinon une science exacte, tout au moins un art s'appuyant sur des notions scientifiquement démontrées. Le médecin doit pouvoir les concevoir et les retenir clairement, et les exposer non moins clairement aux malades et à leur entourage, de plus en plus avides de connaissances médicales, et de mieux en mieux renseignés sur les choses de la médecine. Mieux éclairés, ceux-ci appliqueront avec une compréhension plus complète les prescriptions médicales et il y aura tout profit, et pour les malades, et pour les médecins, et pour la santé nationale.

Malheureusement, quels que soient le zèle et le dévouement du médecin, le temps lui manque la plupart du temps pour pouvoir expliquer par le menu à son malade même cultivé, mais dépourvu de notions préalables nécessaires, ce qu'il y a intérêt à ce que celui-ci sache des origines, des retentissements, des conséquences de son mal ; des volumes, comme ceux que nous offrons à la fois au public médical et au public non médical, aideront à satisfaire ce besoin et donneront au grand public les notions fondamentales indispensables pour comprendre et appliquer avec fruit les explications et les recommandations du médecin.

Je sais bien que d'aucuns craignent la diffusion d'une science insuffisante, qui, dans des mains bien intentionnées, mais peu expertes, risquerait de devenir trop audacieuse. Mais le meilleur moyen dé remédier à cet inconvénient n'est-il pas justement d'instruire mieux le grand public, et de lui faire comprendre que la meilleure part de la science médicale est moins faite de thérapeutique et de médications (qui demeurent, sous peine de désastres, l'apanage du médecin), que de prophylaxie et de prescriptions hygiéniques, qui, justement, ne peuvent donner leur pleine efficacité que par la diffusion la plus grande possible des notions médicales fondamentales.

Ce sont ces grandes notions médicales qu'à l'occasion des maladies les plus fréquentes, les plus importantes et les mieux connues, nous exposerons dans ces volumes. Qu'on ne se méprenne donc pas. On n'y trouvera pas des « recettes » permettant aux profanes de se soigner eux-mêmes ; le traitement proprement dit, et surtout le traitement médicamenteux, doit être approprié à chaque malade en particulier, car chaque malade diffère du voisin par son tempérament, par ses antécédents, par les associations morbides éventuelles, etc.; une telle appropriation du traitement au malade ne peut être faite que par le médecin traitant et reste variable avec chaque malade. Les malades, certes, pourront lire avec fruit ceux de ces volumes qui concernent leur mal; ils n'y trouveront pas le moyen de se passer du médecin, mais celui très appréciable de profiter plus utilement de ses avis.

Plus encore qu'aux malades, nous nous adressons aux personnes de plus en plus nombreuses qui veulent s'instruire sur l'état actuel des connaissances médicales, en considérant qu'étant hommes rien d'humain ne doit leur être étranger. Qu'y a-t-il de plus humain que le corps humain lui-même, et de plus intéressant pour l'homme que l'étude de sa propre personne, de ses merveilles — car le corps humain en est plein, — et de ses tares éventuelles — non moins nombreuses malheureusement?

La soif de telles connaissances est naturelle, mais le public ne pouvait guère la satisfaire jusqu'à présent que par des breuvages mal appropriés, indigestes pour son estomac non accoutumé s'ils étaient vraiment scientifiques, ou déplorablement incomplets ou même falsifiés dans le cas contraire. Nous avons donc conscience, avec la nouvelle bibliothèque, de répondre à un besoin inassouvi du public éclairé, et nous avons le ferme espoir qu'elle trouvera près de lui bon accueil.

Docteur APERT.

VOLUMES PARUS :

— APERT, médecin de l'hôpital des Enfants-Malades. *Vaccins et Sérums.*

— RATHERY, professeur agrégé à la Faculté, médecin de l'hôpital Tenon. *Le Diabète sucré.*

— DUHEM, radiologiste de l'hôpital des Enfants-Malades. *L'Emploi des Rayons X en médecine.*

— DUBREUIL-CHAMBARDEL (de Tours). *Les Scolioses.*

— CLÉMENT SIMON, médecin de Saint-Lazare. *La Syphilis.*

— DUCOURNAU, chef de clinique à l'École de Stomatologie. *Dents et maux de dents.*

— BLECHMANN, ex-chef de clinique de la Faculté. *Les Péricardites aiguës.*

— CESTAN, professeur à la Faculté de Toulouse. *Les Épilepsies.*

— HENRI VERGER, professeur de médecine/légale à l'Université de Bordeaux. Médecin des hôpitaux. *L'évolution des idées médicales sur la responsabilité des délinquants.*

VOLUMES EN PRÉPARATION :

— BABONNEIX, médecin de l'hôpital de la Charité. *Les Chorées.*

— BAUDOIN, professeur agrégé à la Faculté de Paris, médecin de l'hospice de Brévannes. *La Douleur et les Névralgies.*

— BENSAUDE, médecin de l'hôpital Saint-Antoine et RIVET, médecin des hôpitaux. *Entéritiques et constipés.*

— CAUSSADE, médecin de l'Hôtel-Dieu, et COTONI, de l'Institut Pasteur. *Les Congestions et œdèmes pulmonaires.*

— Cruchet, professeur à la Faculté de Bordeaux. *Les grandes figures médicales, d'Hippocrate jusqu'à nos jours.*

— Laignel-Lavastine, professeur agrégé à la Faculté, médecin de l'hôpital Laënnec. *Sécrétions internes et psychonévroses.*

— Le Damany, professeur à l'Ecole de médecine de Rennes. *La luxation congénitale de la hanche.*

— Le Mée, oto-rhino-laryngologiste des hôpitaux de Paris. *L'audition.*

— Léri, professeur agrégé à la Faculté, médecin de l'hôpital Cochin. *Les Rhumatismes chroniques.*

— Lian, médecin des hôpitaux et André Finot. *l'hypertension artérielle.*

— Louste, médecin de l'hôpital Saint-Louis. *Les Eczémas.*

— Milian, médecin de l'hôpital Saint-Louis. *L'hérédité syphilitique.*

— Nobécourt, professeur de clinique infantile à la Faculté, médecin de l'hôpital des Enfants-Malades. *Les syndromes endocriniens chez les enfants.*

— Perrin, professeur agrégé à la Faculté de Nancy et Mathieu (de Brides). *L'obésité.*

— Ribadeau-Dumas, médecin de la Maternité. *Les débuts de la tuberculose infantile.*

— Ribierre, professeur agrégé à la Faculté, médecin de l'hôpital Laënnec. *L'insuffisance cardiaque.*

— Stévenin, ex-chef de clinique de la Faculté. *La Coqueluche.*

— Tixier, médecin des hôpitaux de Paris. *Les anémies.*

4878. — Paris. — Imp. Hemmerlé, Petit et Cie (12-22).

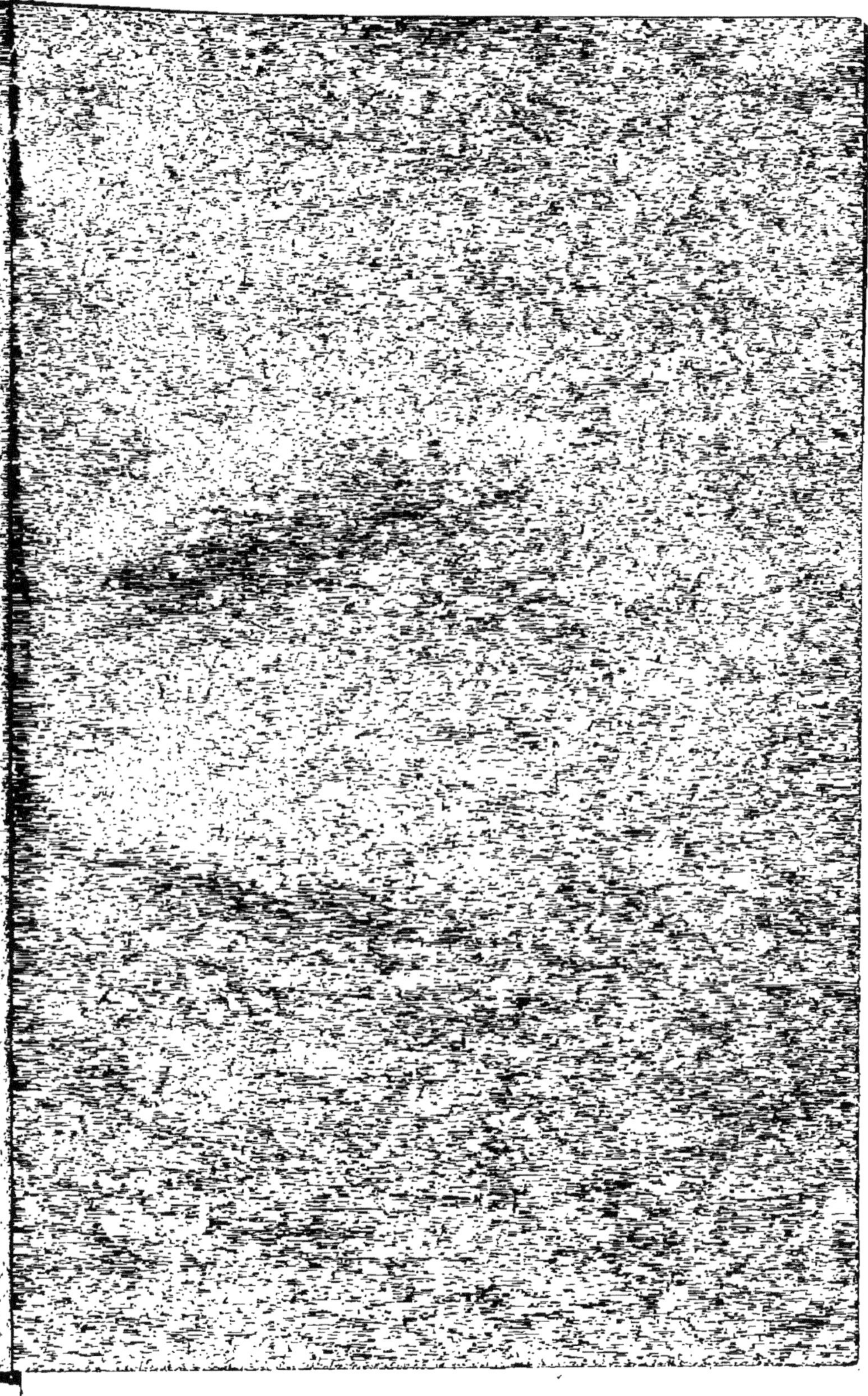

BIBLIOTHÈQUE DES CONNAISSANCES MÉDICALES

Format in-18 jésus

Volumes parus :

D' APERT
Médecin de l'hôpital des Enfants Malades
Vaccins et sérums. 1 vol.
broché **7 50**

D' Germain BLECHMANN
Ex-chef de clinique à la Faculté
Les péricardites aiguës. Illus-
trations, 1 vol. broché. . . **10 »**

D' R. CESTAN
Médecin des Hôpitaux, Professeur de clinique
à la Faculté de Toulouse
Les épilepsies. 1 vol. broché. **7 50**

D' DUBREUIL-CHAMBARDEL
Les scolioses. Illustrations,
1 vol. broché . . . . **10 »**

D' A. DUCOURNAU
Chef de clinique à l'École de Stomatologie
Dents et maux de dents.
Illustrations, 1 vol. broché **7 50**

D' DUHEM
Chef du laboratoire de radiologie de l'hôpital
des Enfants Malades
**L'emploi des Rayons X en
médecine.** Illustrations,
1 vol. broché . . . . **10 »**

D' RATHERY
Professeur agrégé à la Faculté, médecin
de l'hôpital Tenon
Le diabète sucré. 1 vol.
broché **7 50**

D' Clément SIMON
Médecin de l'Infirmerie spéciale
de Saint-Lazare
La syphilis. Illustrations,
1 vol. broché . . . . **10 »**

D' Henri VERGER
Professeur de médecine légale à l'Université
de Bordeaux, médecin des hôpitaux
**L'évolution des idées médicales
sur la responsabilité des délinquants.** 1 vol. broché. . . **7 »**

Volumes en préparation :

D' L. DAMANY
Professeur à l'École de médecine de Rennes
**La luxation congénitale de la
hanche.**

D' Maurice PERRIN
Professeur à la Faculté de médecine de Nancy
et **D' Paul MATHIEU**
ancien interne des hôpitaux de Nancy
L'obésité.